최신 치매 예방을 위한
톡톡 마음 힐링 워크북

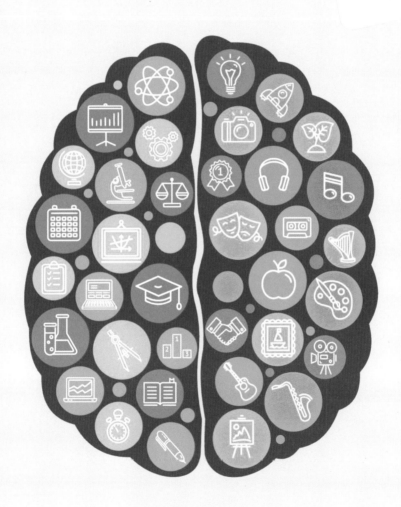

정하윤·심정자

인피니티컨설팅

목 차

워크북의 특징

1. 활동지는 두뇌훈련을 통하여 치매를 예방하고, 치매를 지연시키기 위하여 개발하였습니다.

2. 활동지는 두뇌의 인지능력을 높이기 위하여 지각력, 지남력, 집중력, 기억력, 판단력, 시공간력, 수리력 등 7개 영역으로 구성하였습니다.

3. 활동지는 학습자가 직접 작성하거나 활동하면서 각 영역의 능력을 높이도록 구성하였습니다.

4. 활동지는 초급, 중급, 고급으로 3권으로 단계별로 구성하였습니다.

5. 활동지는 각 권마다 1달 동안 제공할 수 있도록 구성하였습니다.

6. 활동지는 어르신들이 보기 쉽고, 흥미를 느낄 수 있도록 개발하였습니다.

7. 각 활동지는 단계별로 난이도를 조금씩 높였습니다.

8. 학습자의 수준을 고려하여 개발하였습니다.

9. 학습자의 특성을 고려하여 글씨는 최대한 크게 개발하였습니다.

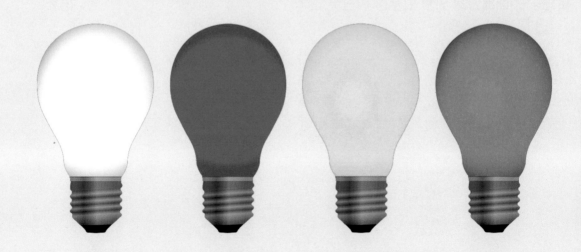

워크북의 사용방법

1. 1회 활동 시간은 40분으로 합니다.

2. 도입 단계에서는 5분 정도 사용합니다.

3. 활동지를 작성하는 방법은 정답이 없기 때문에 부담을 갖지 말고 최대한 자신의 생각을 진실하게 적도록 지도합니다.

4. 전개단계에서는 30분 정도 시간을 배정하고, 활동지를 작성하는 요령을 알려주고, 20분 정도 활동지를 작성하도록 합니다.

5. 개인의 속도에 따라 활동지를 해결하도록 지도합니다.

6. 일주일에 2회 이상 풀도록 지도합니다.

7. 활동지는 수정이 가능하도록 연필로 작성하는 것이 좋습니다.

8. 활동지를 풀기 위해서는 먼저 푸는 방법을 충분히 설명해 주어야 합니다. 모르면 옆에서 친절하게 천천히 도와주어야 합니다.

9. 활동지를 전부 작성하게 되면 모든 학습자에게 작성한 내용과 소감을 발표하도록 합니다.

10. 활동을 마치면 5분 정도를 정리 단계에서 정리와 다음 학습을 예고합니다.

11. 색종이 접기에는 색종이를 제공해야 합니다.

12. 칠교 만들기는 31페이지의 칠교를 오려서 만듭니다. 이때 사용한 칠교는 재사용합니다.

치매예방 15계명

1. 화내거나 분노하지 않는다.

2. 스트레스를 받지 말아야 한다.

3. 매일 지속적인 유산소 운동을 한다.

4. 다른 사람들과 비교하지 말고 자신의 생활에 만족한다.

5. 식사 시에는 소금의 양을 줄여야 한다.

6. 비만, 당뇨, 고혈압과 같은 성인병을 예방해야 한다.

7. 양쪽 손발을 사용해 뇌를 고르게 발달시킨다.

8. 난청과 시력장애는 치매로 발전할 수 있으니 치료한다.

9. 책읽기나 일기쓰기를 매일해서 뇌를 자극한다.

10. 술과 흡연은 하지 않는다.

11. 모든 일에 대해서 긍정적인 사고를 갖도록 한다.

12. 적정 체중을 유지한다.

13. 우울증은 치매의 원인이므로 치료한다.

14. 조그만 즐거움에도 웃음과 기쁨을 잃지 않도록 한다.

15. 요리나 블록 쌓기를 많이 하여 손 움직임을 많이 한다.

치매예방을 위한 식습관

1. 식사는 3끼를 규칙적으로 골고루 먹는다.

2. 비타민 B_1 은 생선, 우유, 닭고기, 현미, 보리, 해바라기씨, 잣 등에 많으며, 뇌의 에너지원인 포도당을 연소시키는 작용을 한다.

3. 비타민 B_2 는 쇠고기, 돼지고기, 콩류, 견과, 간, 우유 등에 많으며, 뇌의 대사활동에 필수요소로서 기억력 감퇴를 예방한다.

4. 비타민 B_{12} 는 돼지고기, 굴, 조개 등에 많으며 기억력의 퇴화를 예방할 수 있다.

5. 비타민 E는 뇌 세포막의 항산화 작용에 중요한 역할을 하며, 치매 발병 가능성을 낮추고 진행 단계를 늦춘다.

6. 비타민 C는 사과, 귤, 오렌지, 풋고추 등에 많으며 유해 산소를 중화시키는 항산화 효과를 가지며, 인지 기능 장애를 예방한다.

7. 비타민 D는 치즈, 계란 노른자, 꽁치, 연어 등에 많으며, 낙상 및 우울한 기분을 예방한다.

8. 호두는 불포화지방산이 다량 함유되어 있고 뇌신경을 안정시키며, 하루에 3~4개 정도 먹으면 치매예방에 도움이 된다.

9. 검은 참깨는 뇌신경 세포의 주성분인 아미노산이 균형 있게 들어있어 최고의 두뇌 건강식품이다.

10. 콩은 뇌세포의 회복을 도와주는 레시틴과 두뇌 노화촉진을 억제하는 사포닌 성분이 함유되어 있다.

11. 식사 시에는 소금의 양을 줄여야 한다.

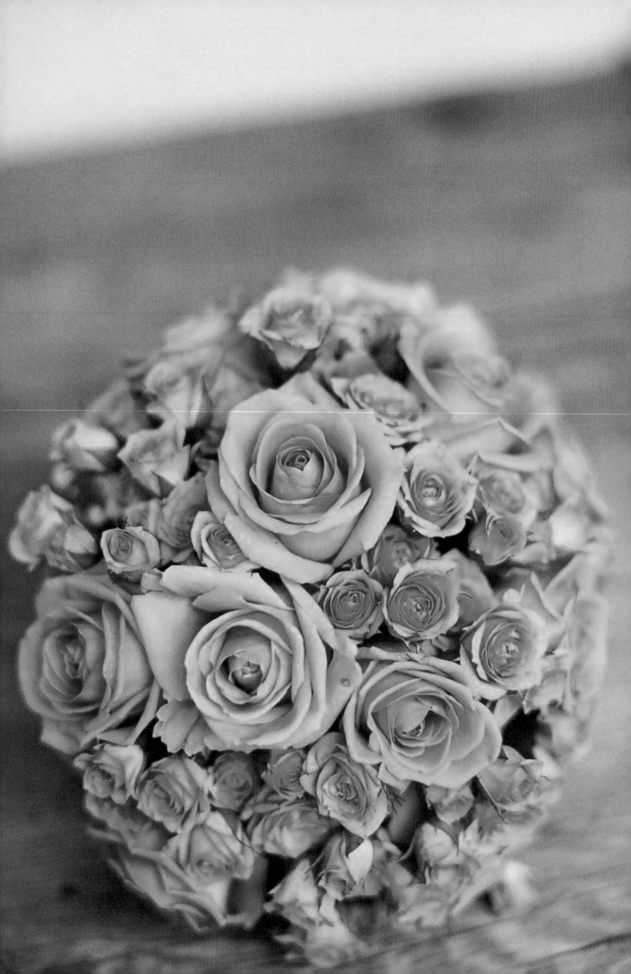

치매예방
뇌훈련 워크북 1주

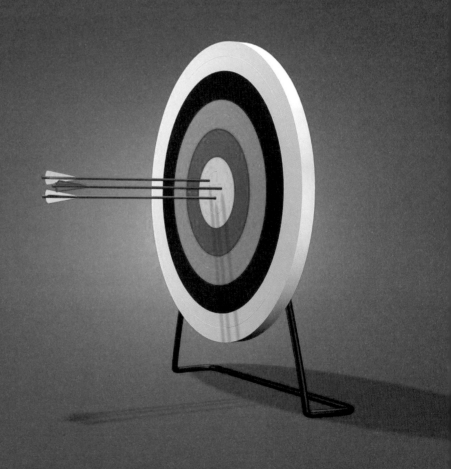

같은 색 연결하기

이어 그리기

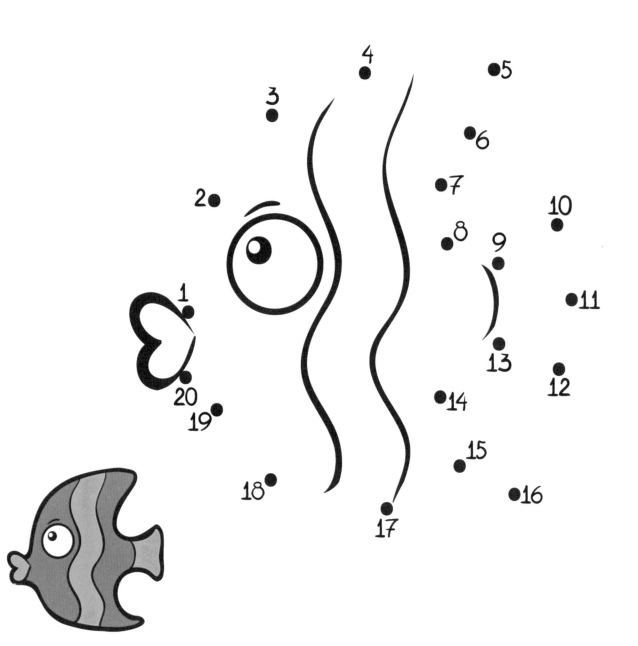

같은 모양 찾기

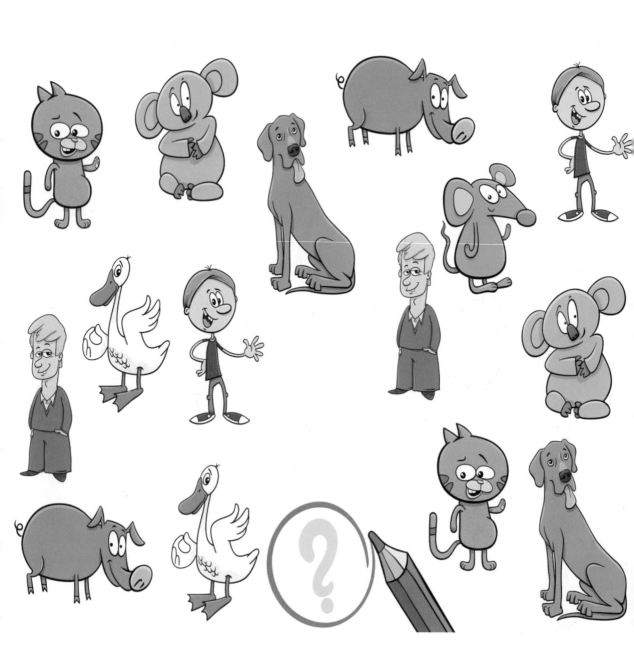

나뭇잎과 열매 세어 보기

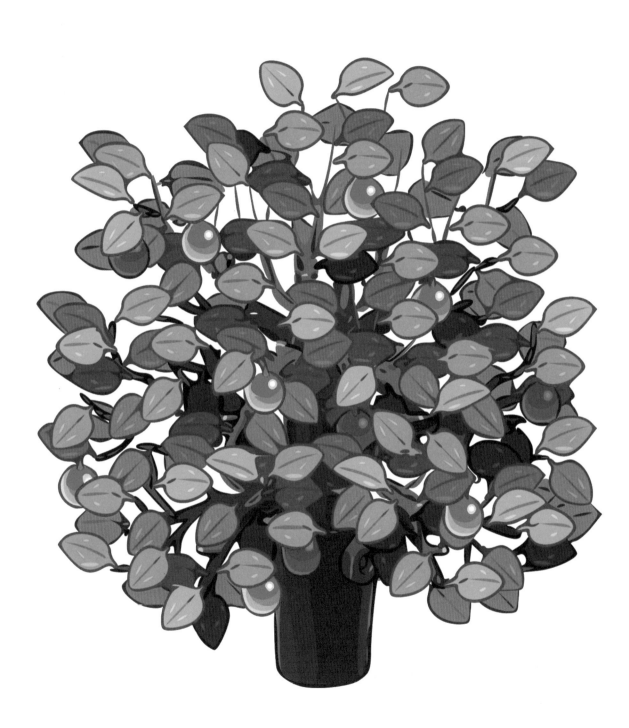

그림 완성하기

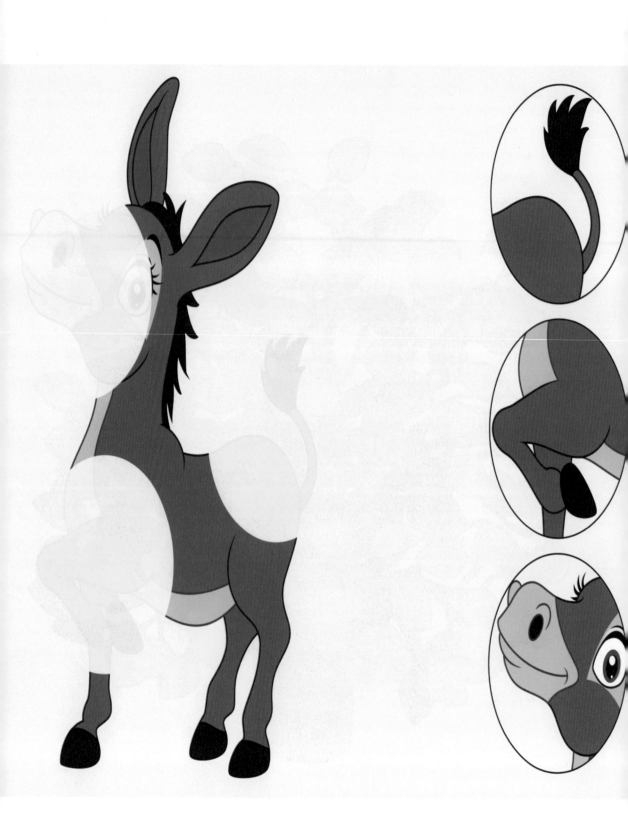

색칠하기

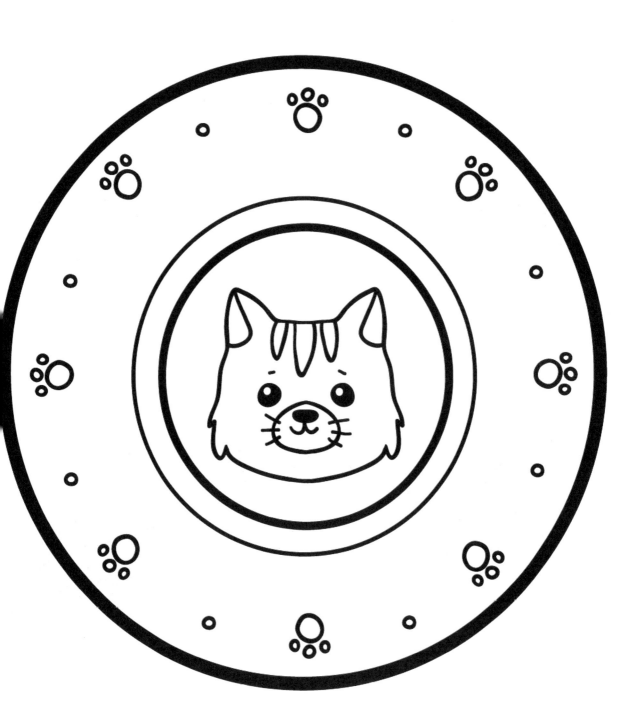

그림자 찾기

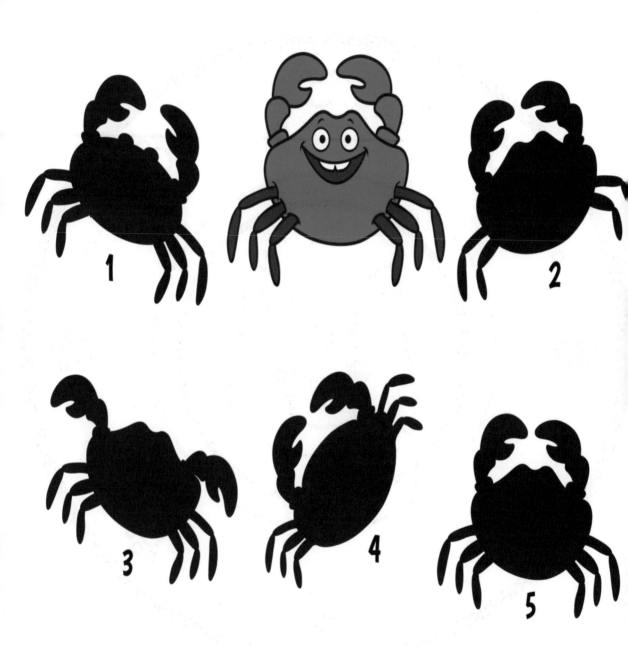

나는 누구인가?

☞ 내 이름은 무엇인가요?

☞ 나이는 몇 살인가요?

☞ 생년, 월, 일은 언제인가요?

☞ 나의 핸드폰 전화번호는 어떻게 되나요?

☞ 나의 자랑거리는 무엇인가요?

☞ 나에게 가장 소중한 것은 무엇인가요?

색종이 접기

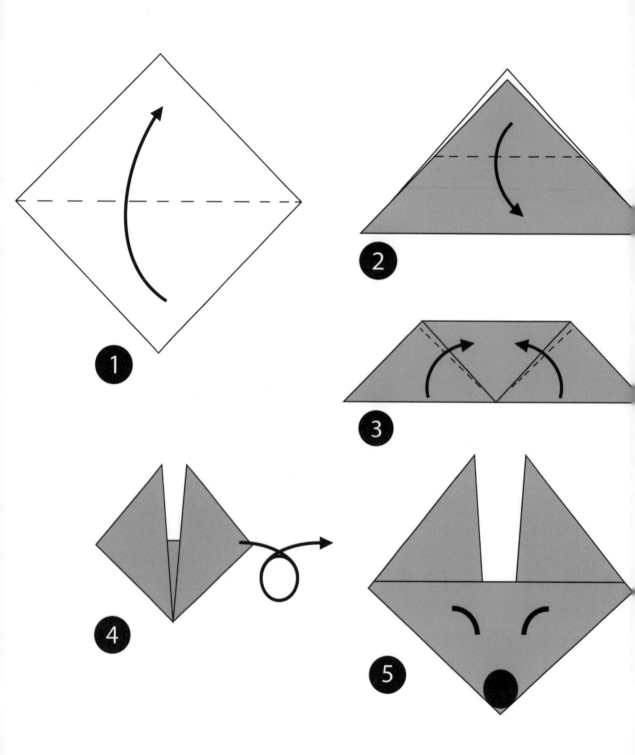

치매예방
뇌훈련 워크북 2주

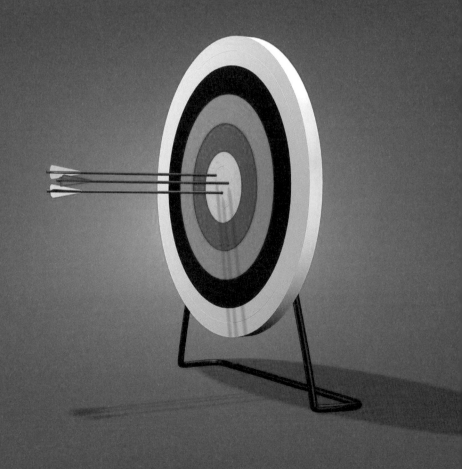

같은 모양 연결하기

이어 그리기

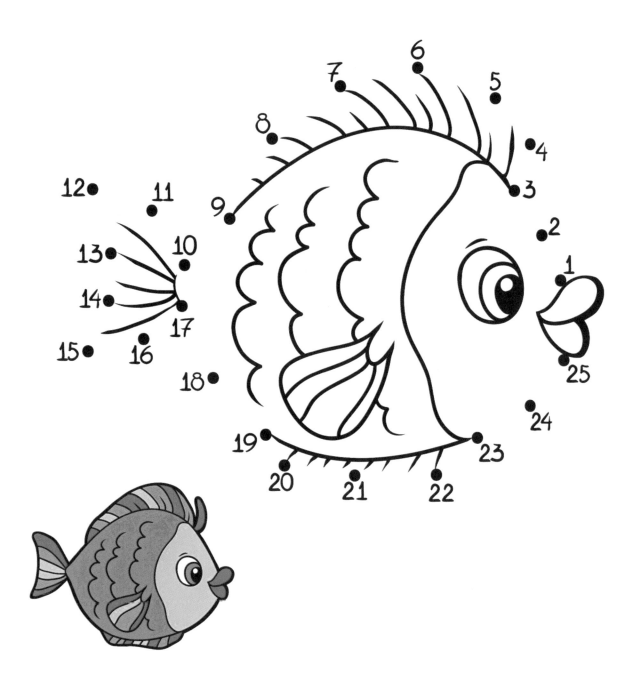

같은 모양 찾기

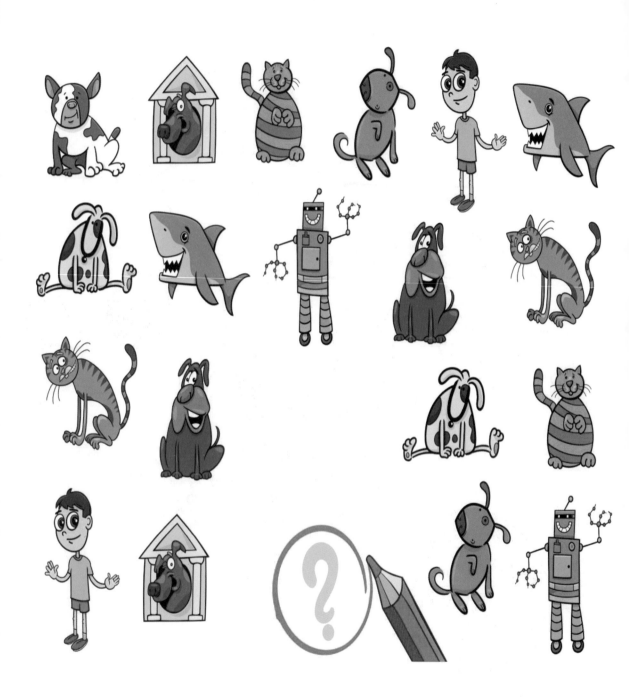

야채 세어 보기

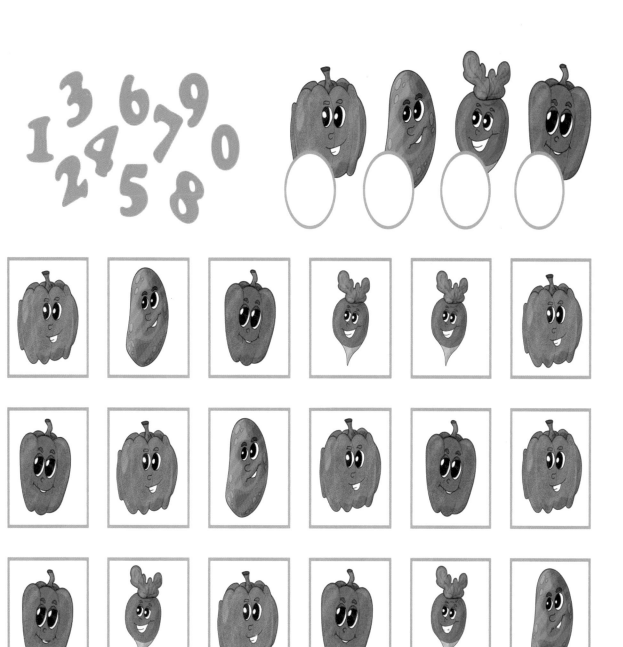

그림 완성하기

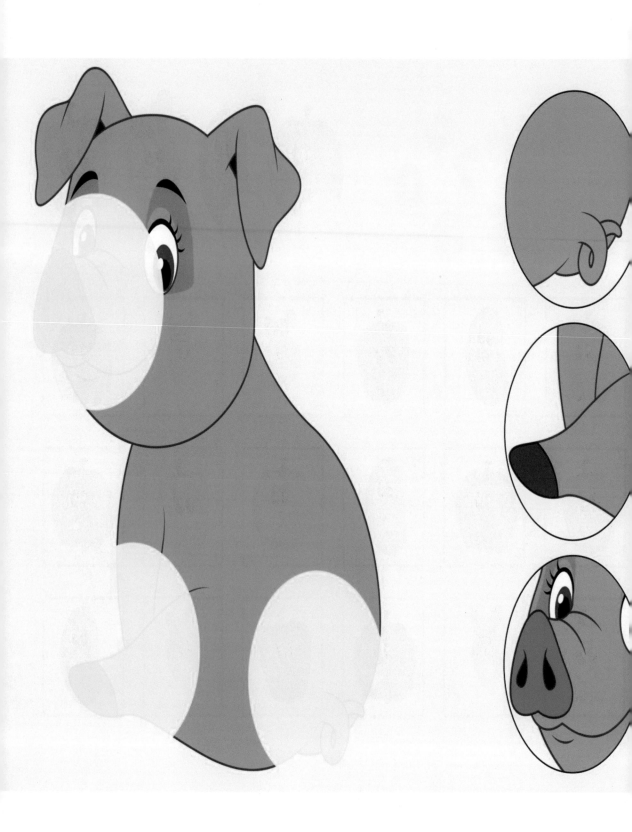

색칠하기

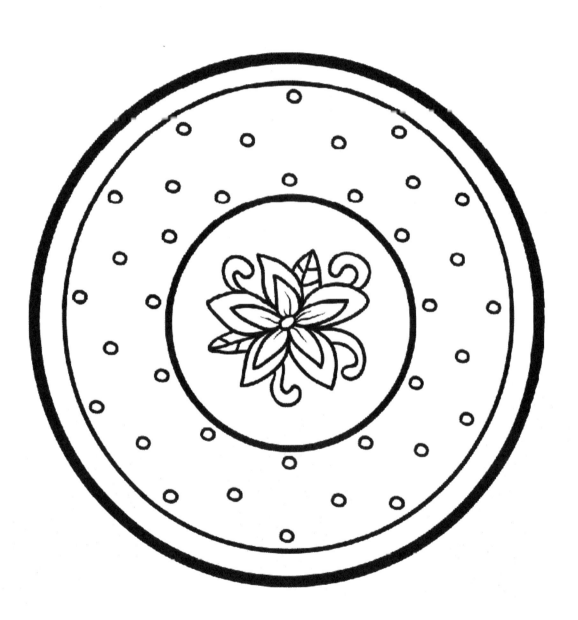

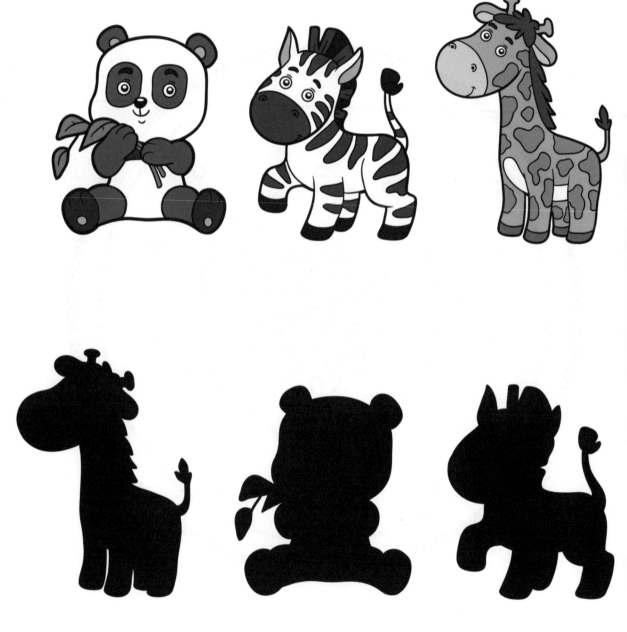

내가 좋아하는 음식은?

☞ 내가 좋아하는 음식은 무엇인가요?

☞ 내가 좋아하는 반찬은 무엇인가요?

☞ 아침에 먹은 음식은 무엇인가요?

☞ 내가 가장 잘하는 요리는 무엇인가요?

☞ 어떤 맛을 좋아하나요?
① 단맛　　　　② 짠맛
③ 쓴맛　　　　④ 신맛
⑤ 매운맛　　　⑥ 기타

칠교 만들기

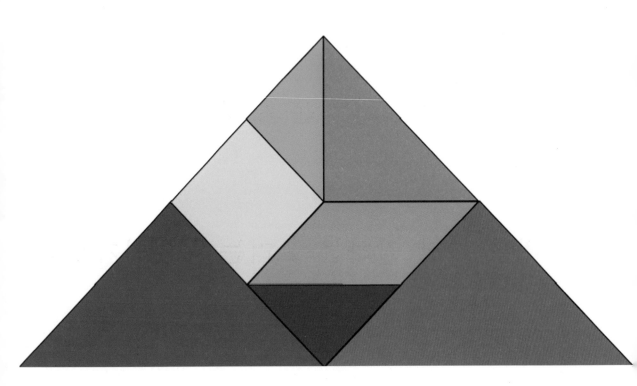

칠교 오리기

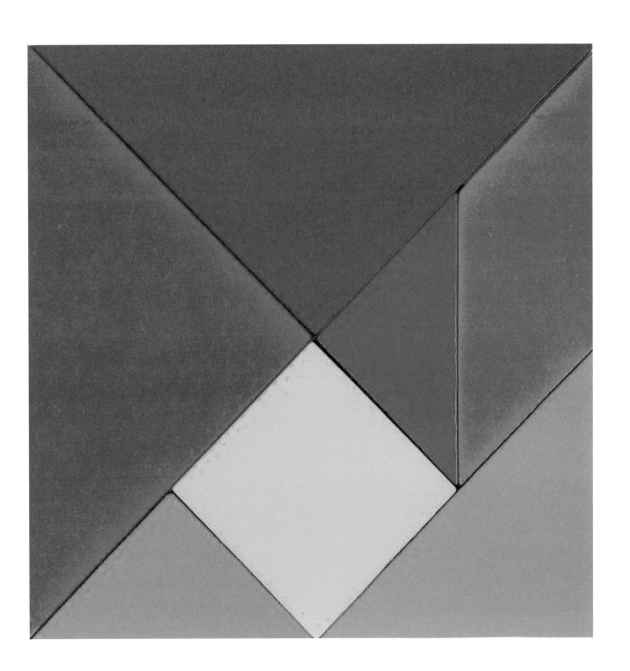

치매예방
뇌훈련 워크북 3주

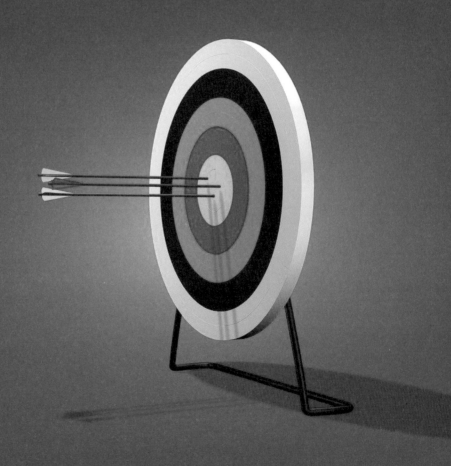

같은 꽃 연결하기

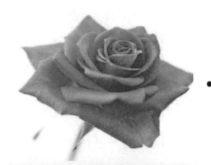

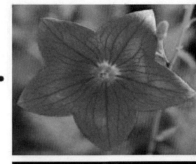

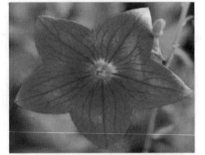

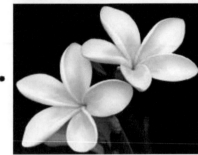

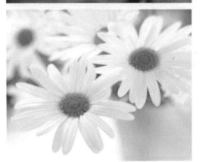

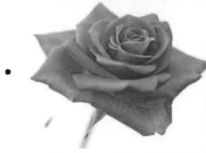

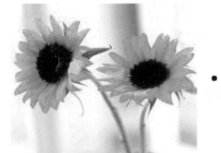

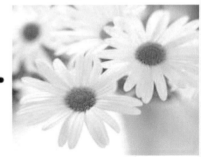

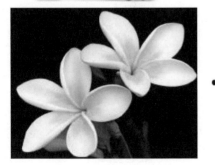

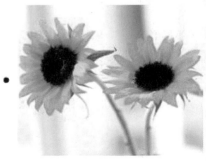

이어 그리기

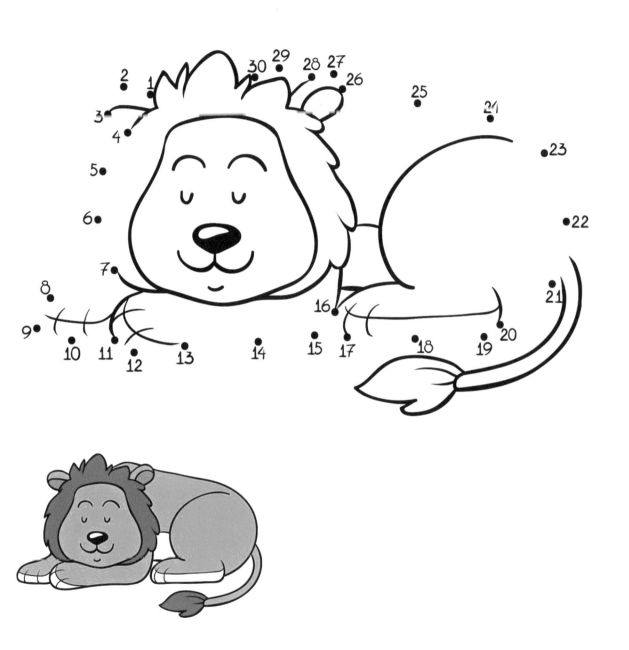

같은 모양 찾기

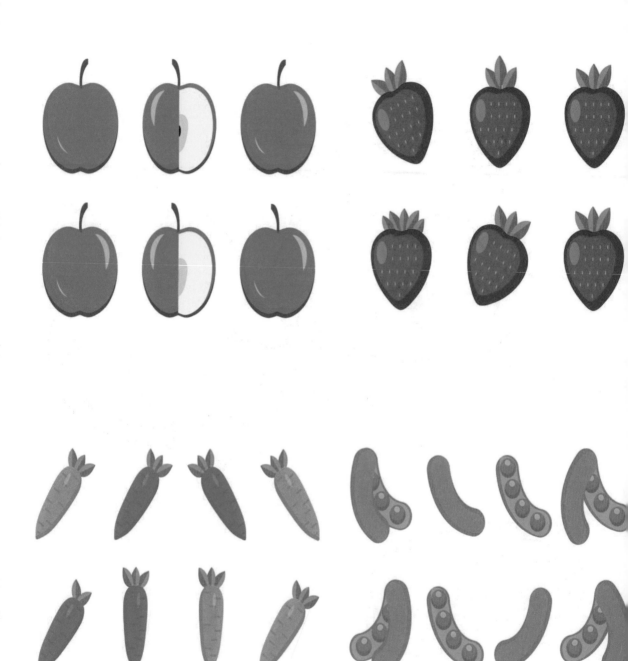

야채 세어 보기

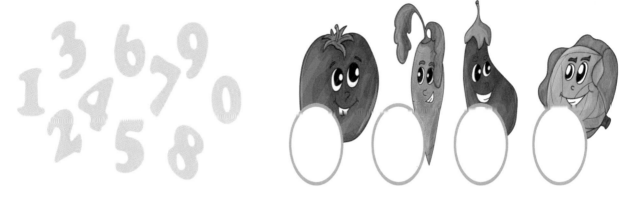

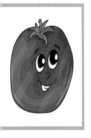 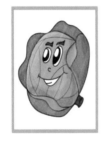 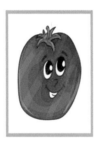 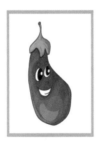 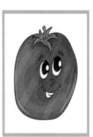 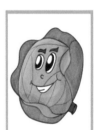

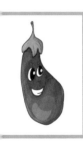 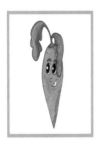 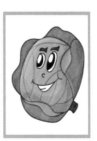 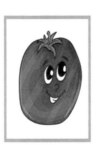 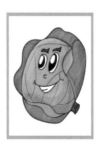 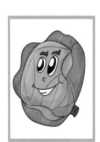

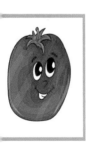 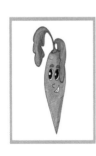 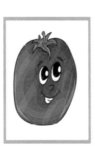 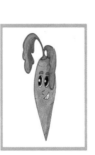 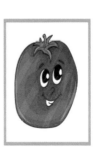 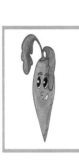

이름 말하기

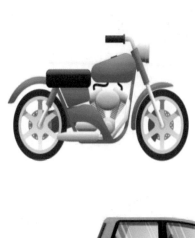
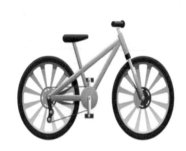
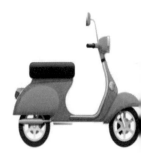
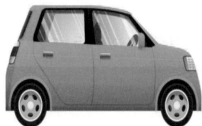
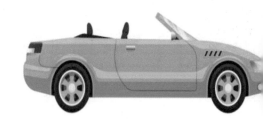
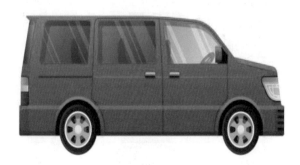
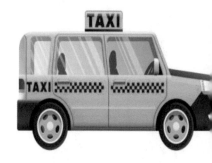

색칠하기

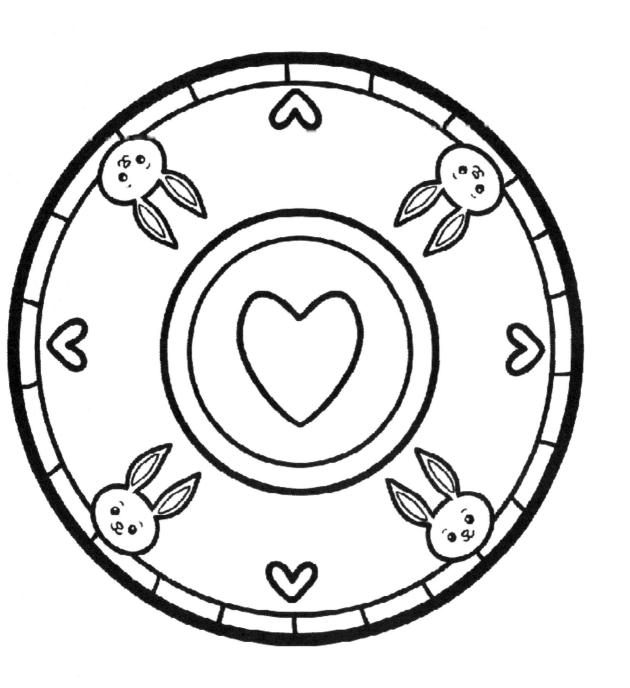

그림자 찾기

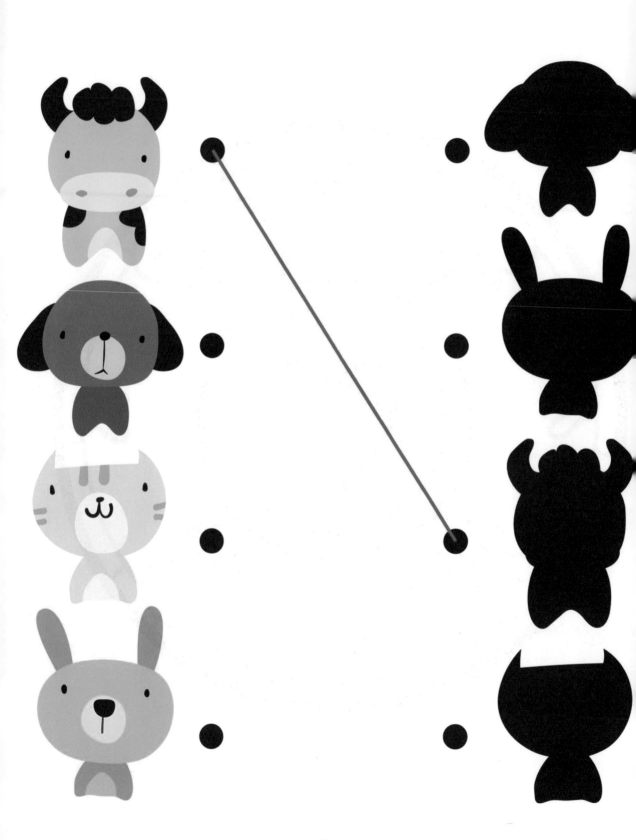

내가 사는 곳은?

👉 내가 사는 곳은 어디인가요?
① 도시   ② 농촌   ③ 어촌   ④ 산촌

👉 내가 사는 곳은 어디인가요?
① 서울특별시   ② 광역시
③ 시   ④ 군

👉 내가 사는 곳의 주소는 어떻게 되나요?

👉 내가 사는 집의 형태는 어떤가요?
① 아파트   ② 단독주택   ③ 빌라

👉 내가 살고 싶은 곳은 어디인가요?

👉 내가 가장 가보고 싶은 곳은 어디인가요?

색종이 접기

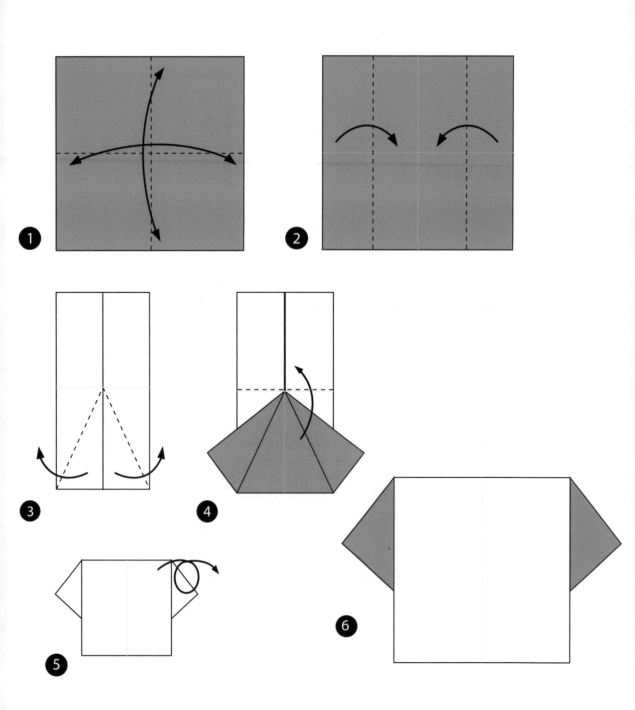

치매예방
뇌훈련 워크북 4주

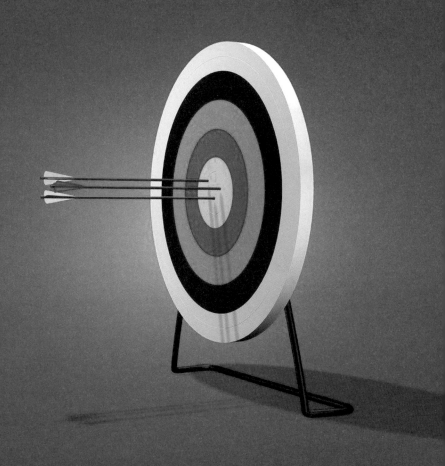

같은 모양 연결하기

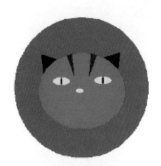

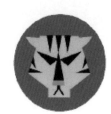

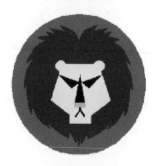

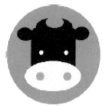

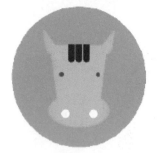

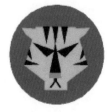

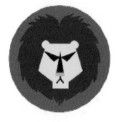

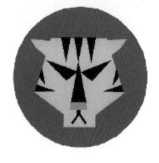

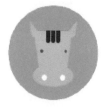

이어 그리기

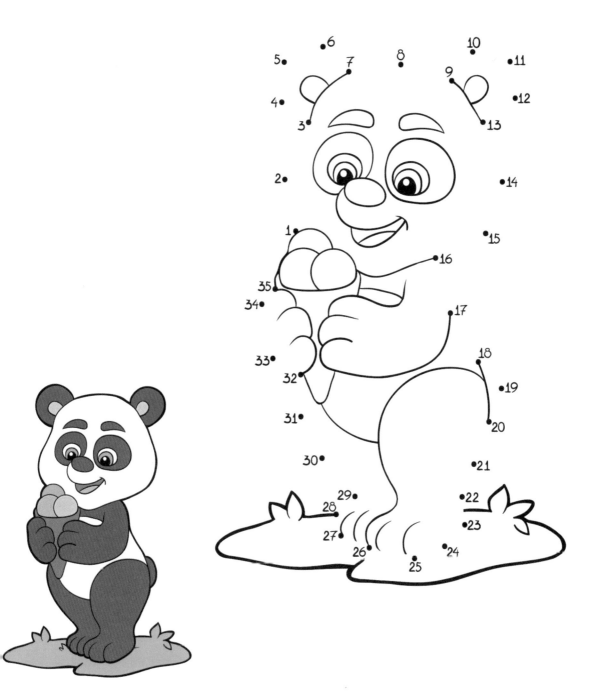

같은 모양 찾기

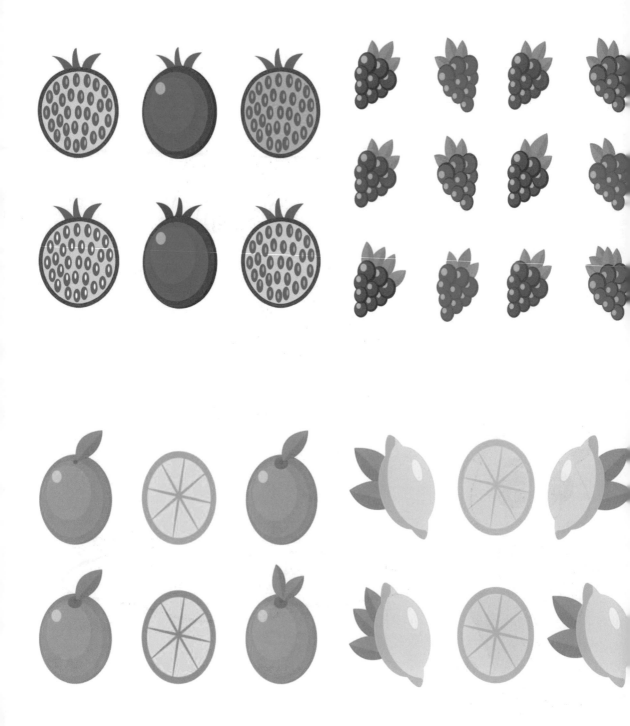

건물 세어 보기

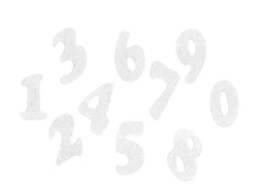

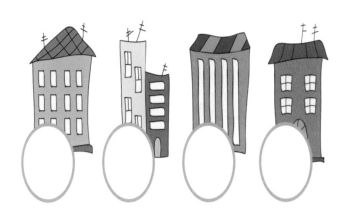

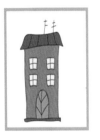 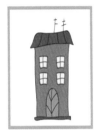 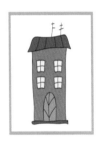 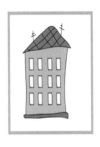 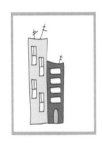 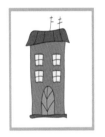

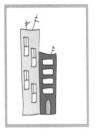 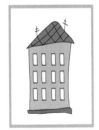 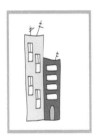 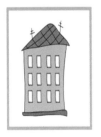 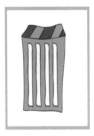 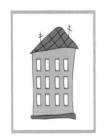

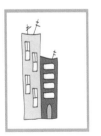 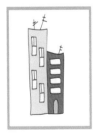 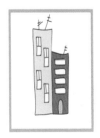 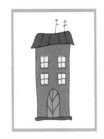 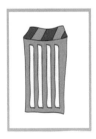 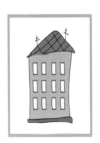

그림 완성하기

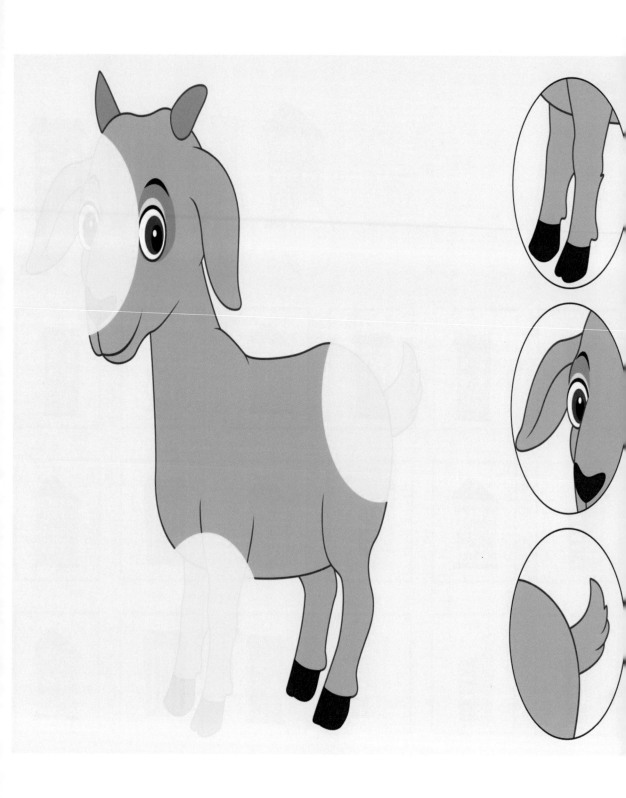

색칠하기

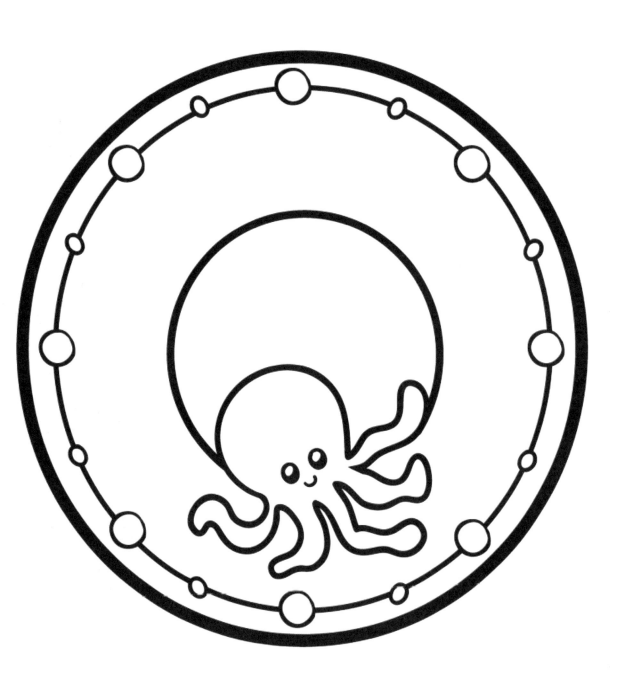

그림자 찾기

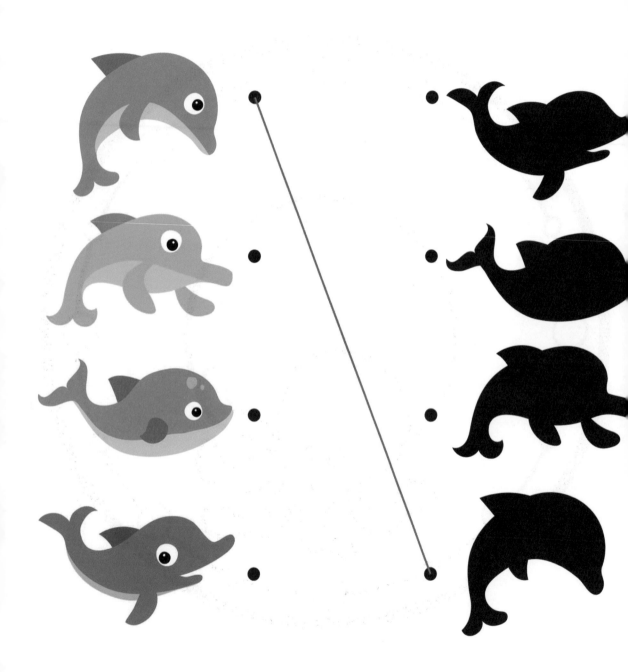

언제인가요?

☞ 올 해는 몇 년도인가요?

☞ 지금은 몇 월인가요?

☞ 오늘은 몇 일인가요?

☞ 오늘은 무슨 요일인가요?

☞ 지금은 무슨 계절인가요?

☞ 지금은 몇 시인가요?

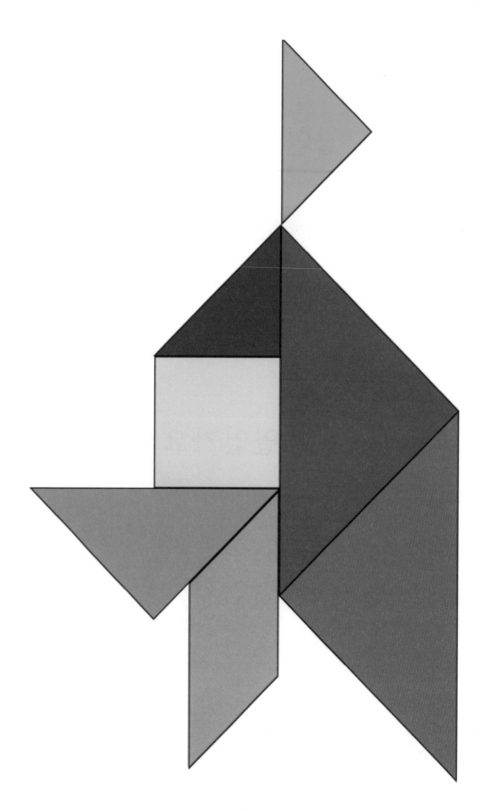

치매예방
뇌훈련 워크북 5주

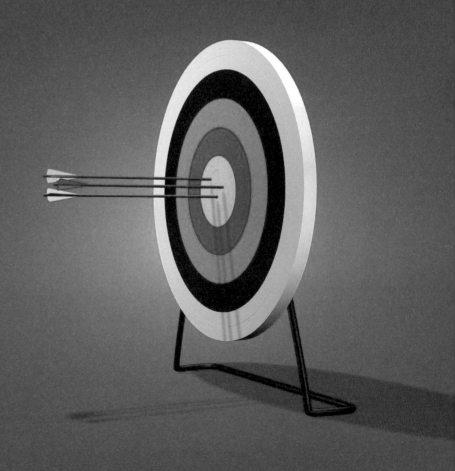

같은 나뭇잎 연결하기

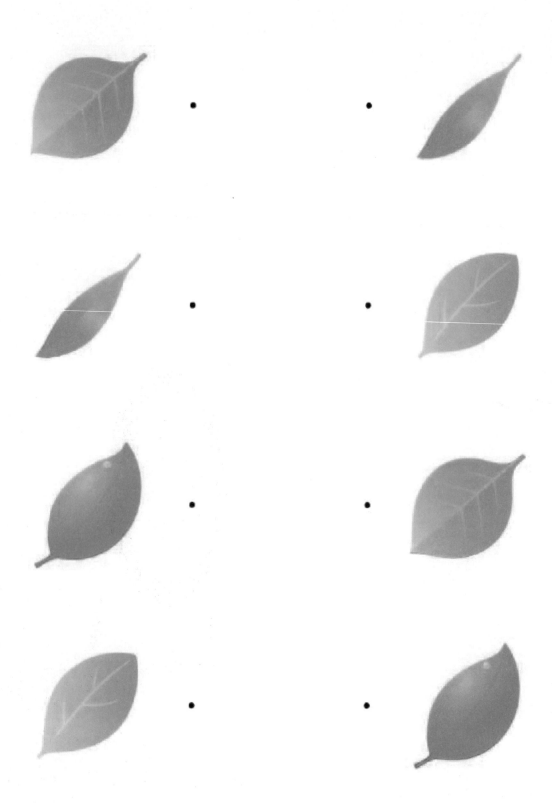

이어 그리기

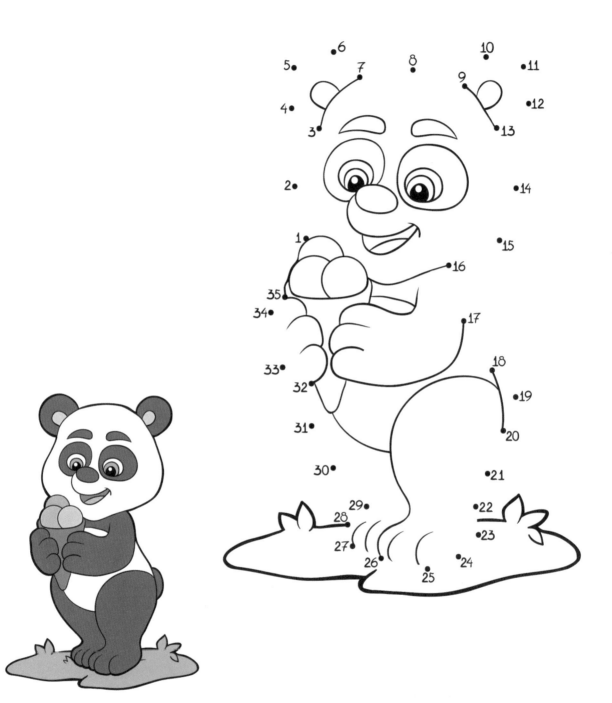

같은 모양 찾기

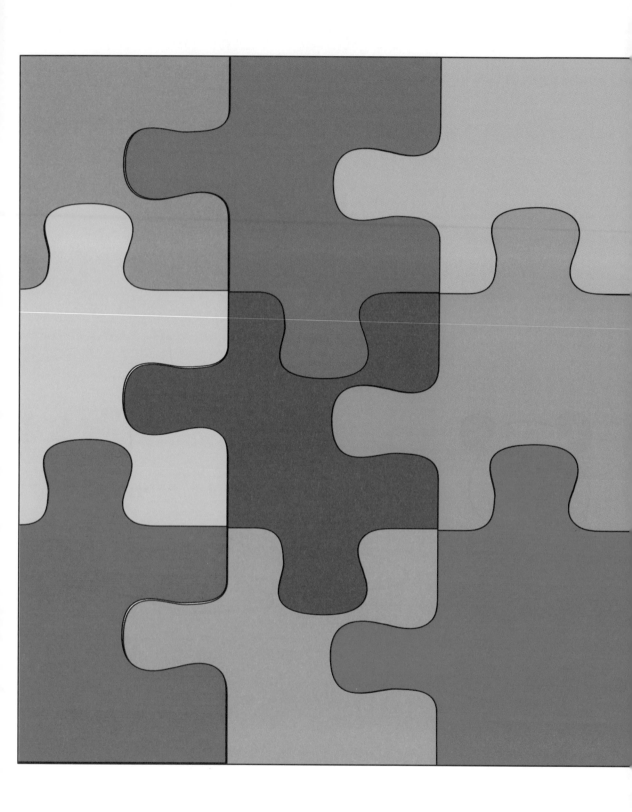

세어 보기

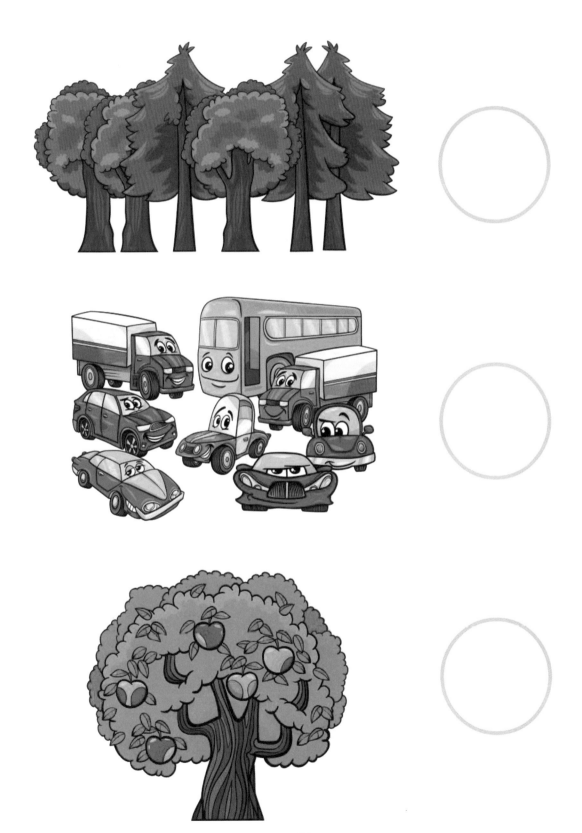

이름 말하기

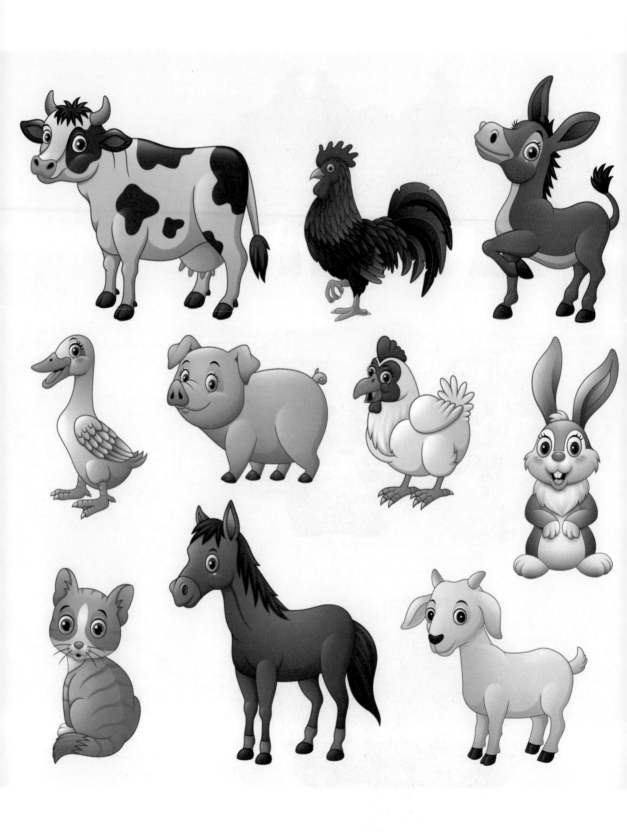

색칠하기

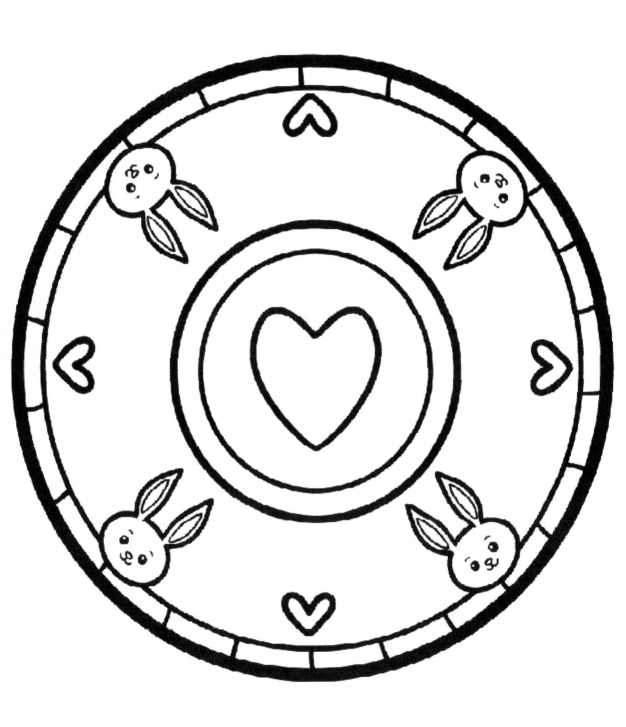

그림자 찾기

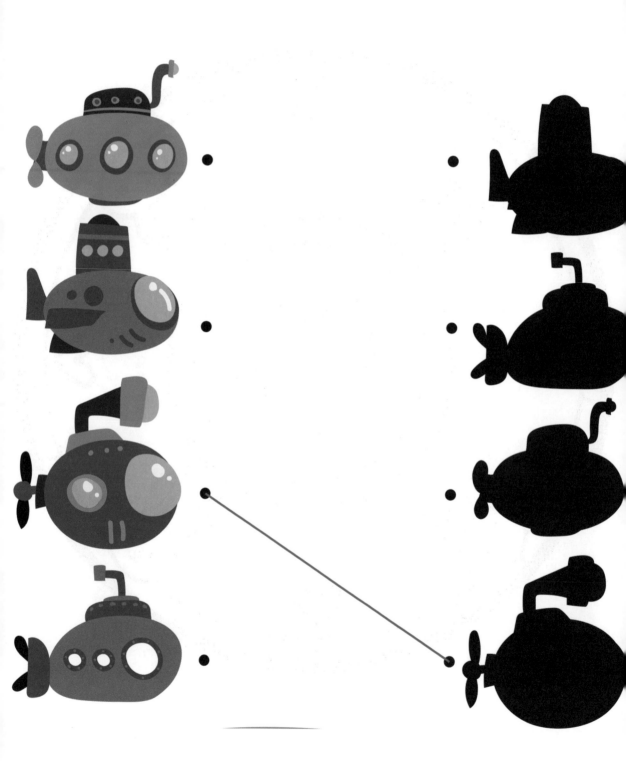

나는?

☞ 나의 장점은 무엇인가요?

☞ 나의 단점은 무엇인가요?

☞ 내가 가장 좋아하는 사람은 누구인가요?

☞ 나의 취미는 무엇인가요?

☞ 내가 좋아하는 색깔은 무엇인가요?

☞ 하루 중에서 가장 많은 시간을 보내는 일은 무엇인가요?

색종이 접기

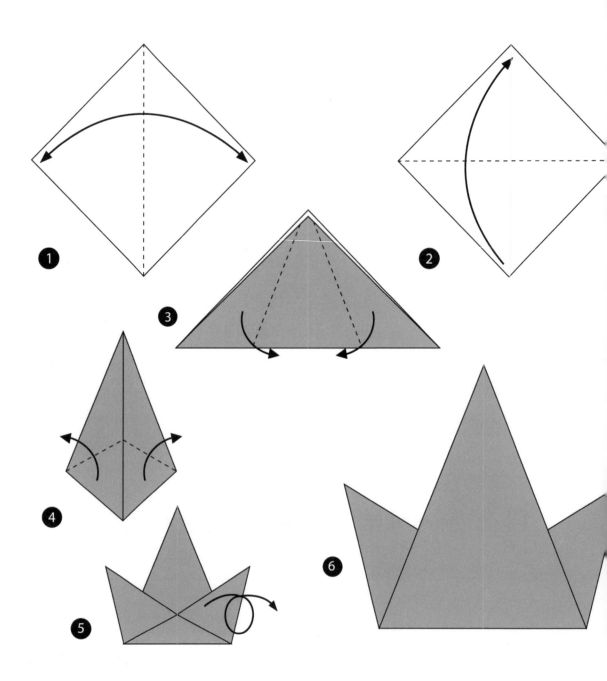

치매예방
뇌훈련 워크북 6주

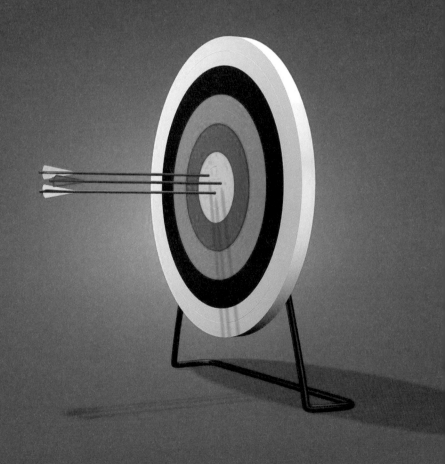

같은 모양 연결하기

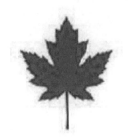

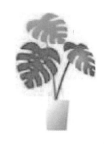

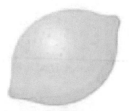

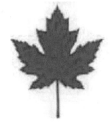

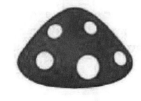

미로 찾기

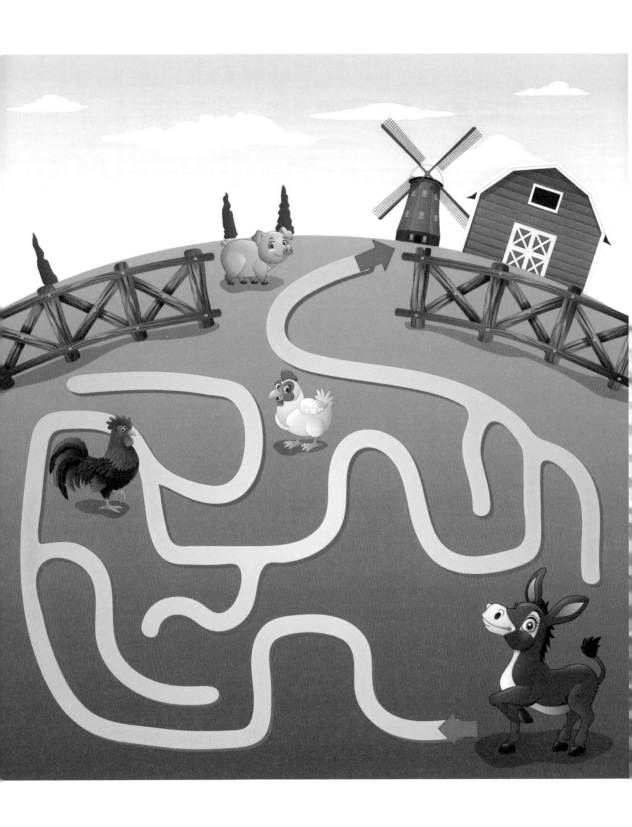

같은 모양 찾기

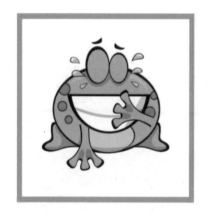
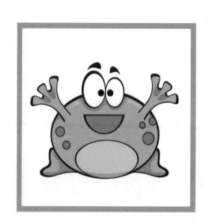
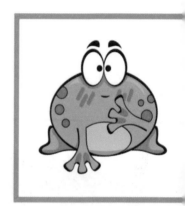

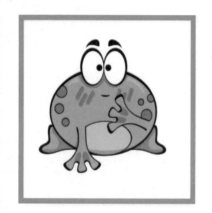
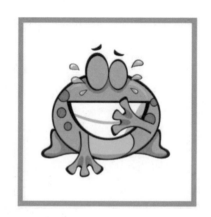
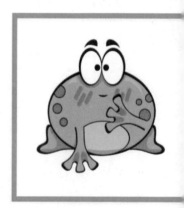

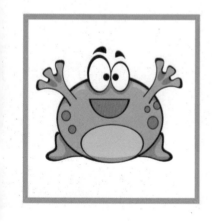
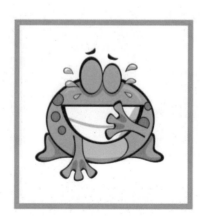
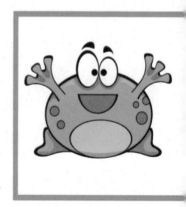

사탕 세어 보기

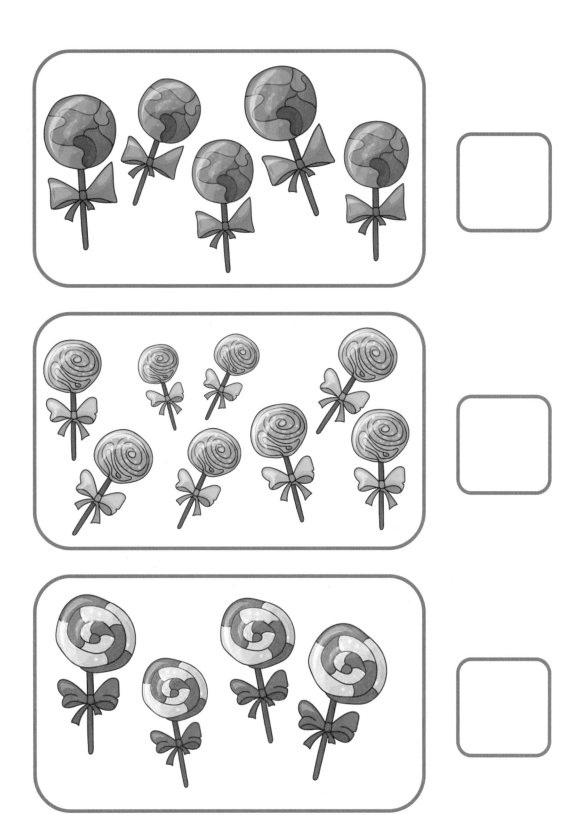

다른 그림 찾기

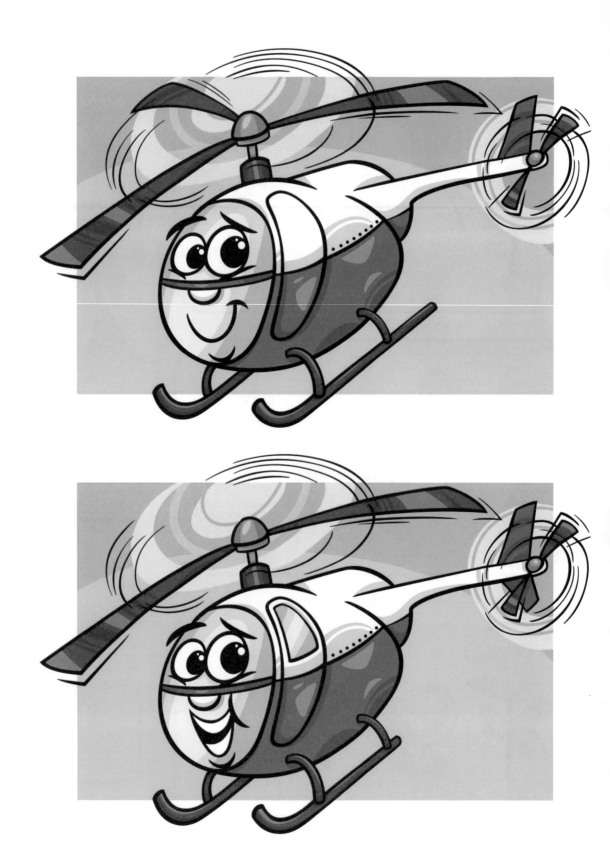

색칠하기

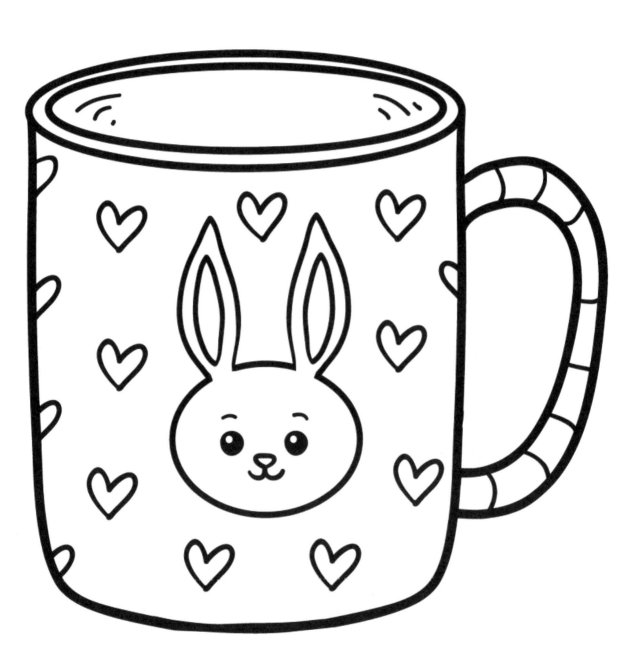

상황 판단하기

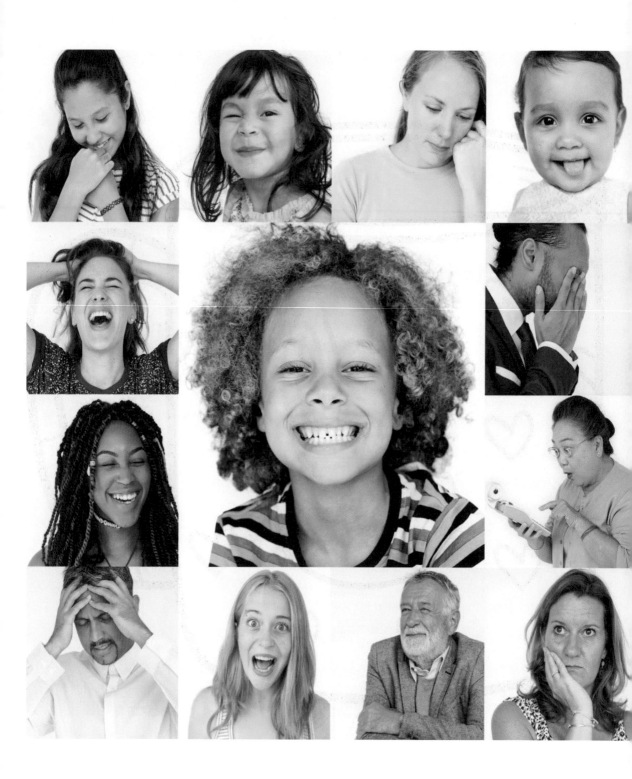

친구는?

☞ 친구의 장점은 무엇인가요?

☞ 친구의 단점은 무엇인가요?

☞ 친구가 좋아하는 것은 무엇인가요?

☞ 친구의 취미는 무엇인가요?

☞ 친구와는 무엇을 주로 하시나요?

☞ 친구에게 바람이 있다면 무엇인가요?

칠교 맞추기

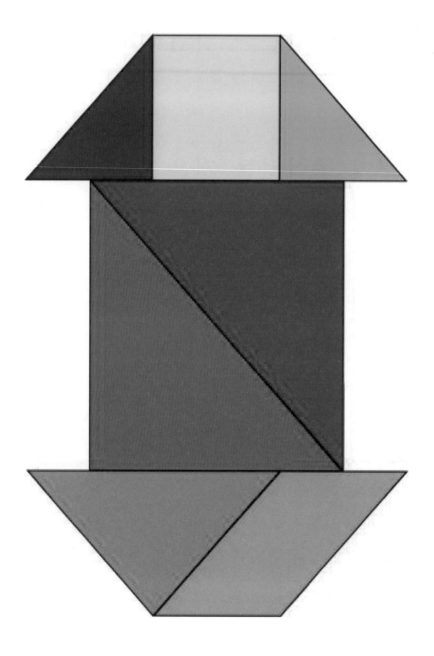

치매예방
뇌훈련 워크북 7주

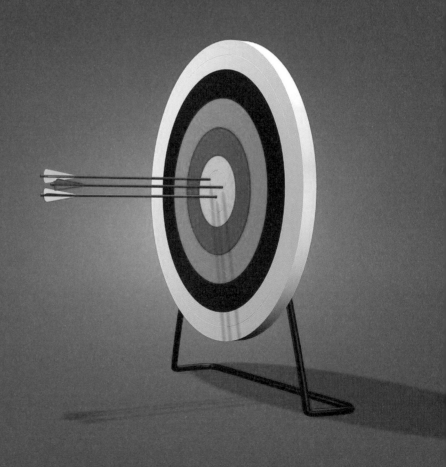

같은 도형 연결하기

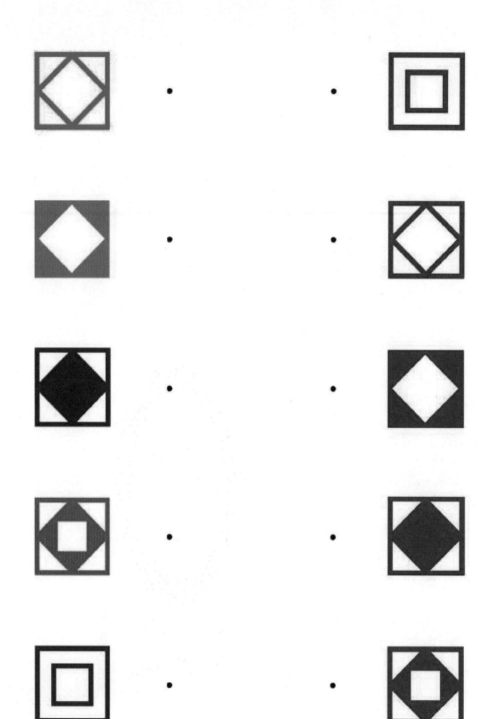

미로 찾기

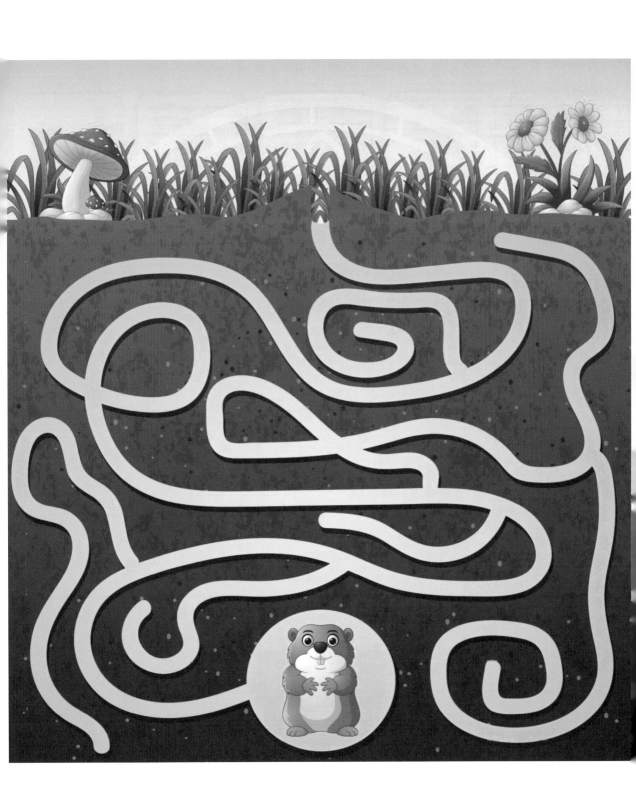

같은 카드 찾기

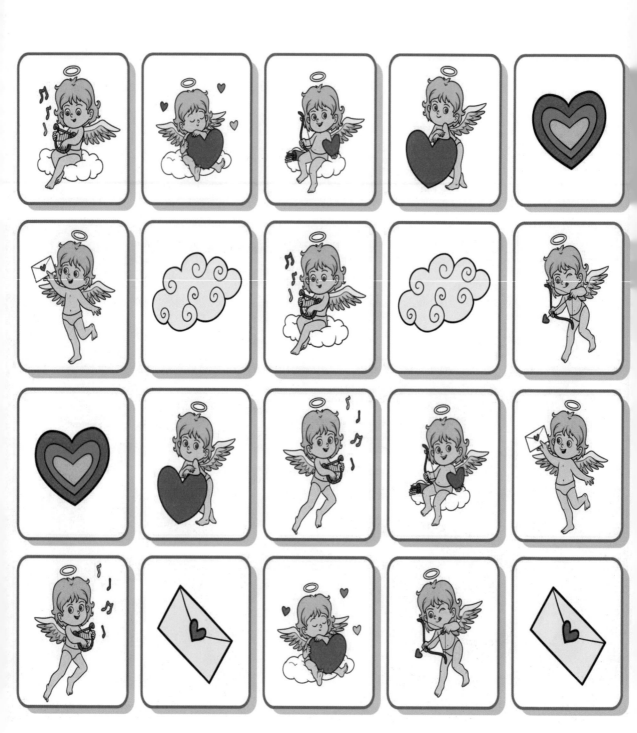

다른 그림 찾기

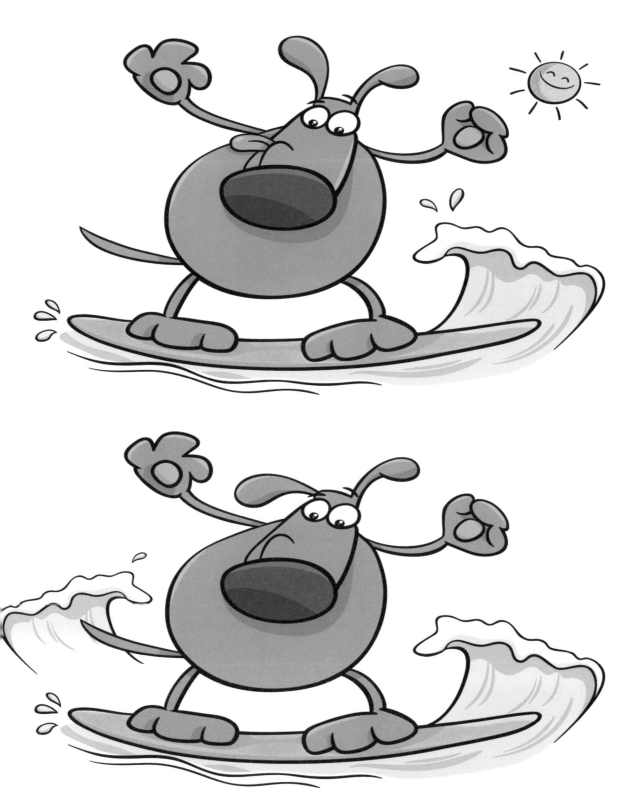

상황 판단하기

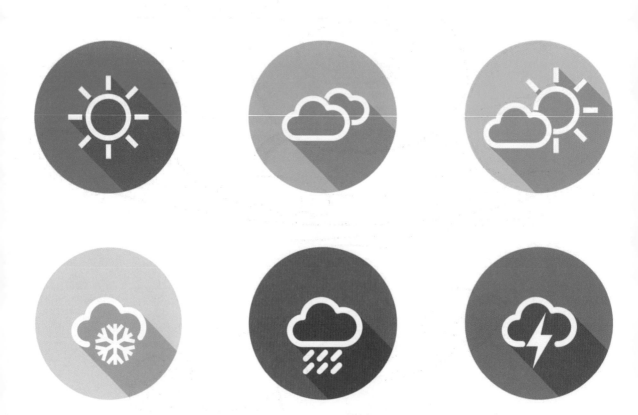

색칠하기

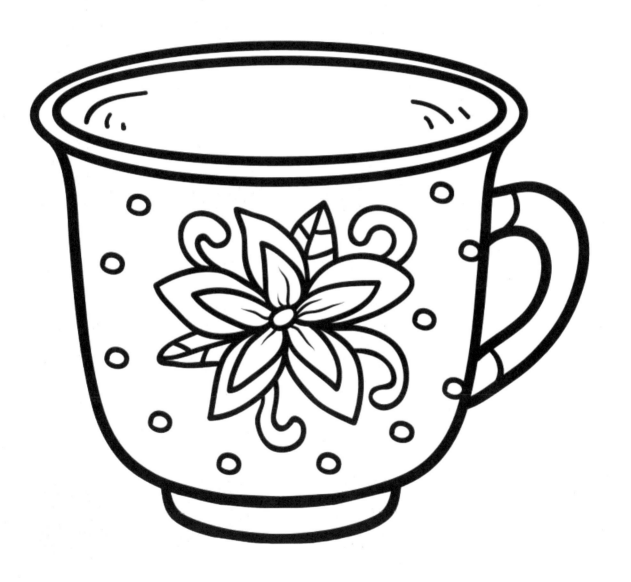

그림자 찾기

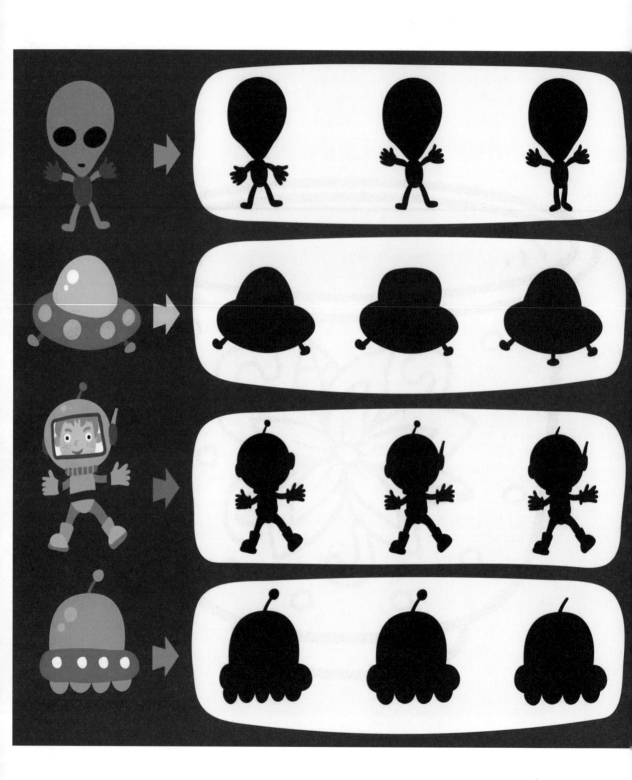

내 자녀는?

☞ 내 자녀의 이름은 무엇인가요? 모두 적어
보세요.

☞ 가장 큰 자녀의 나이는 몇 살인가요?

☞ 가장 큰 자녀의 전화번호는 어떻게 되나
요?

☞ 가장 큰 자녀가 가장 잘하는 것은 무엇인
가요?

☞ 가장 큰 자녀의 직업은 무엇인가요?

색종이 접기

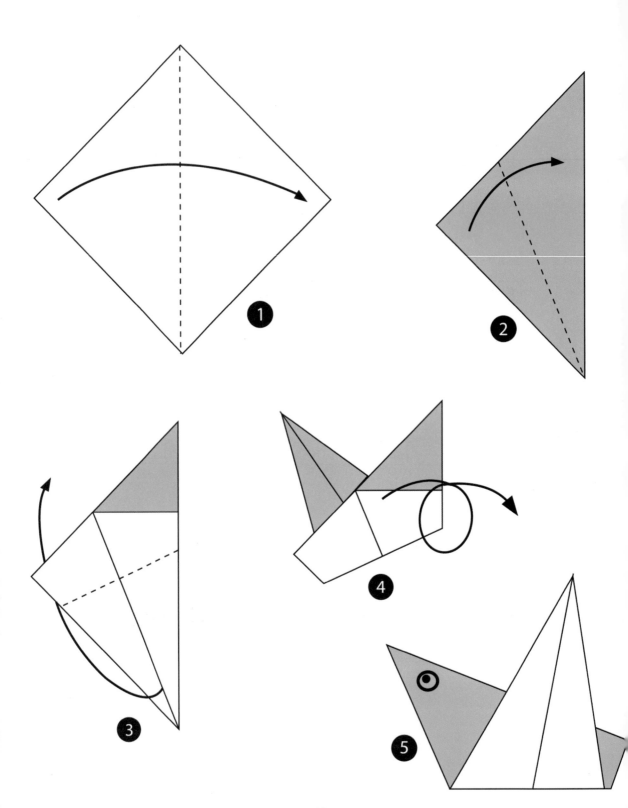

치매예방
뇌훈련 워크북 8주

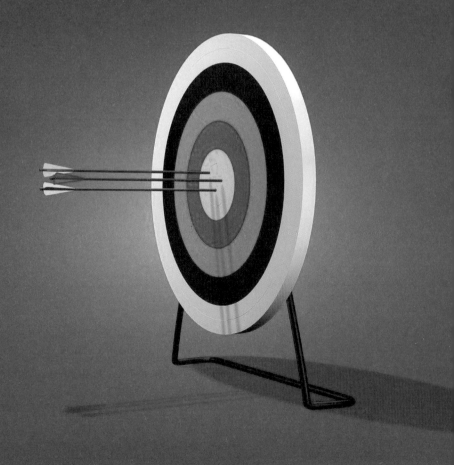

같은 모양 연결하기

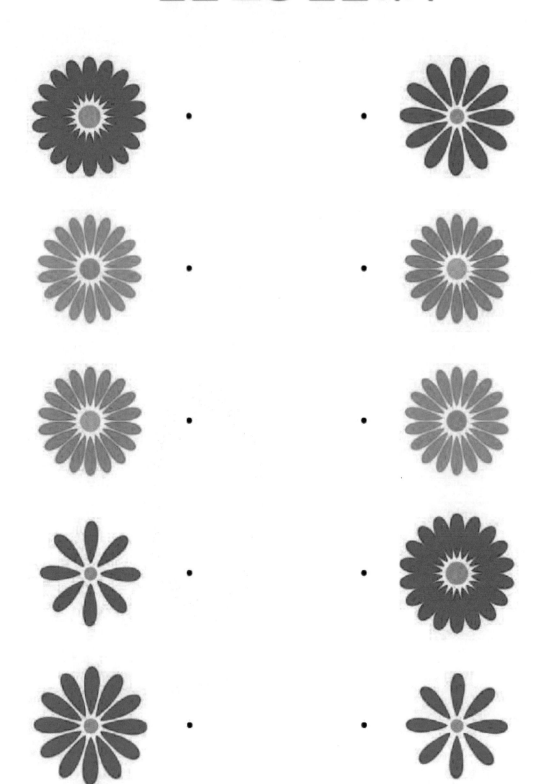

미로 찾기

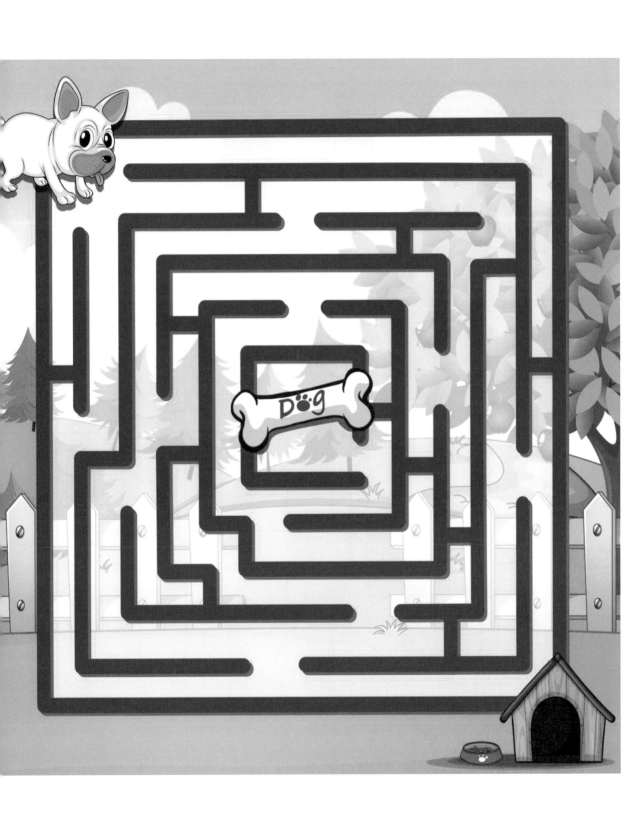

같은 모양 찾기

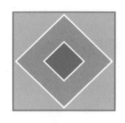 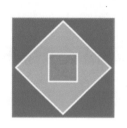 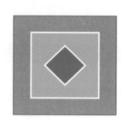 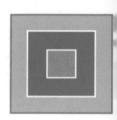

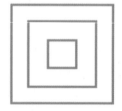 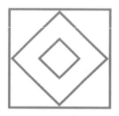 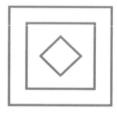 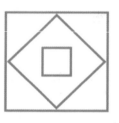

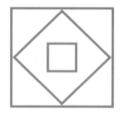 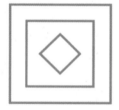 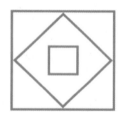 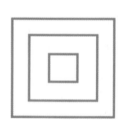

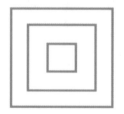 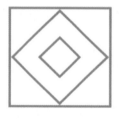 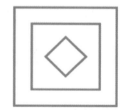 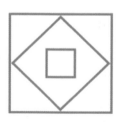

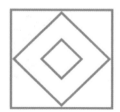 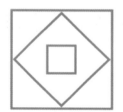 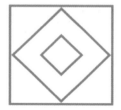 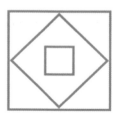

세어 보기

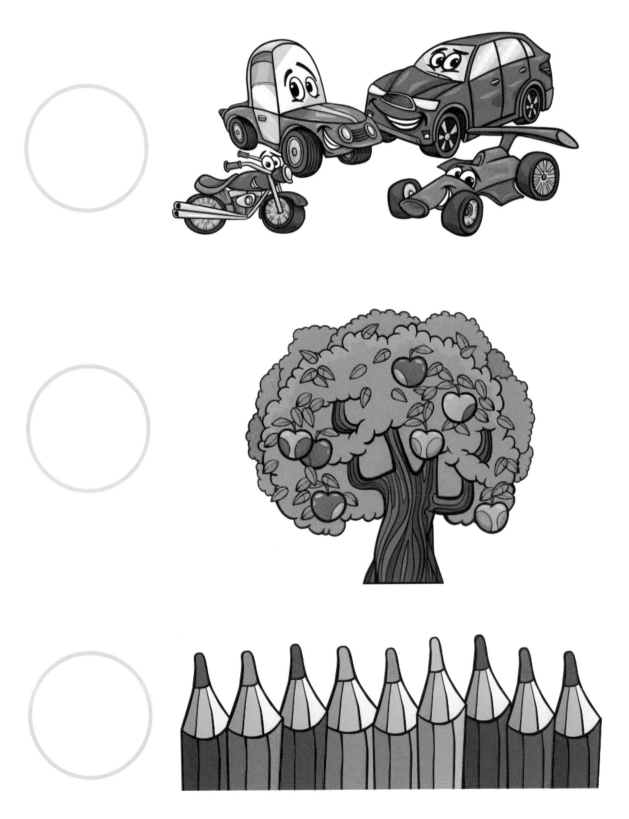

이름 말해보기

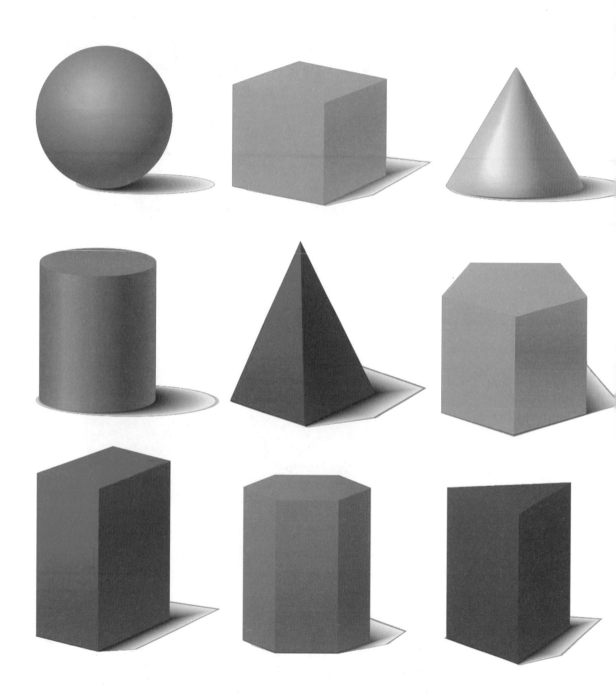

색칠하기

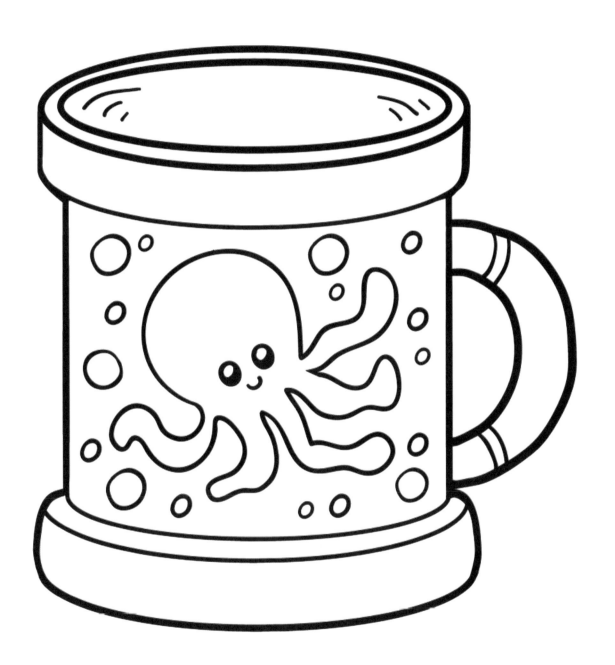

상황 판단하기

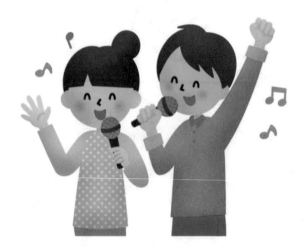

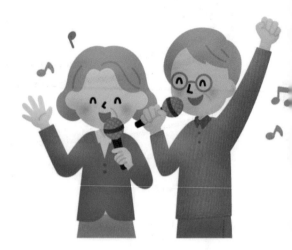

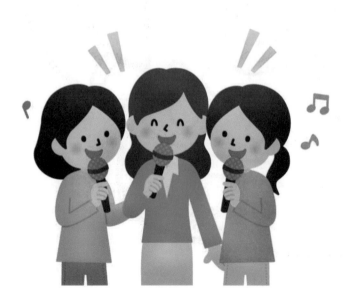

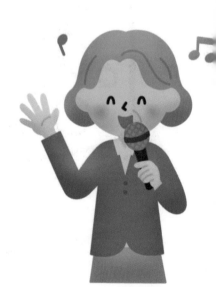

손주는?

☞ 내 손주의 이름은 무엇인가요? 모두 적어 보세요.

☞ 가장 큰 손주의 나이는 몇 살인가요?

☞ 가장 큰 손주가 가장 잘하는 것은 무엇인 가요? 손자는 몇 명인가요?

☞ 손녀는 몇 명인가요?

☞ 가장 큰 손주가 좋아하는 것은 무엇인가 요?

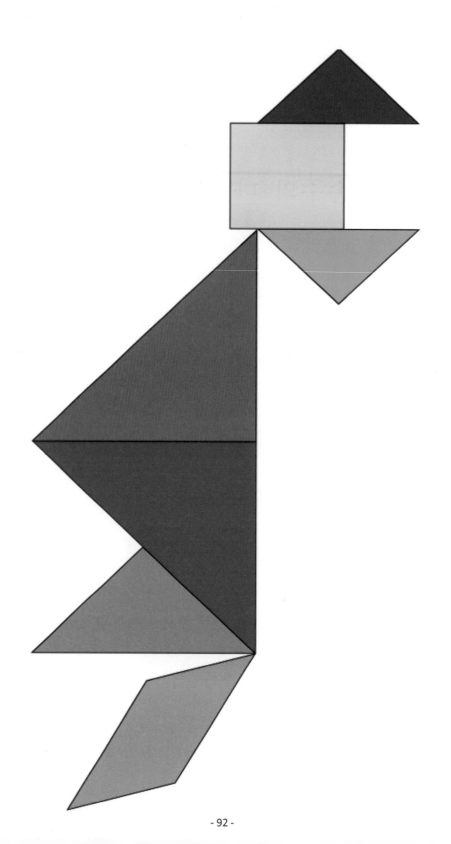

치매예방
뇌훈련 워크북 9주

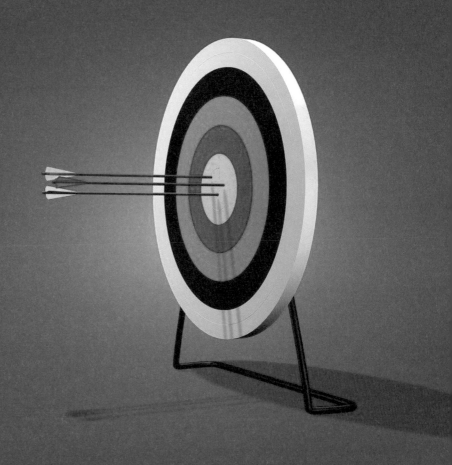

같은 과일 연결하기

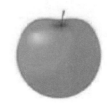
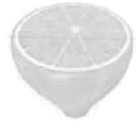
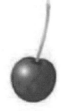
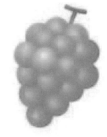

미로 찾기

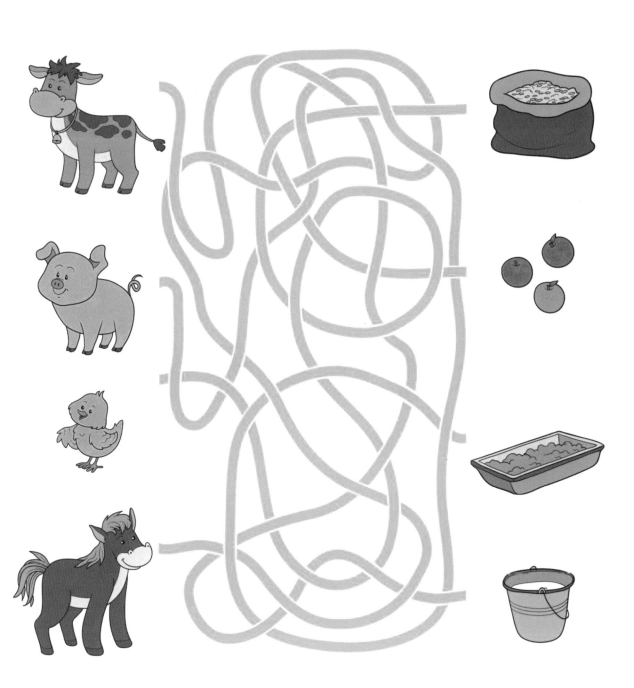

같은 모양 찾기

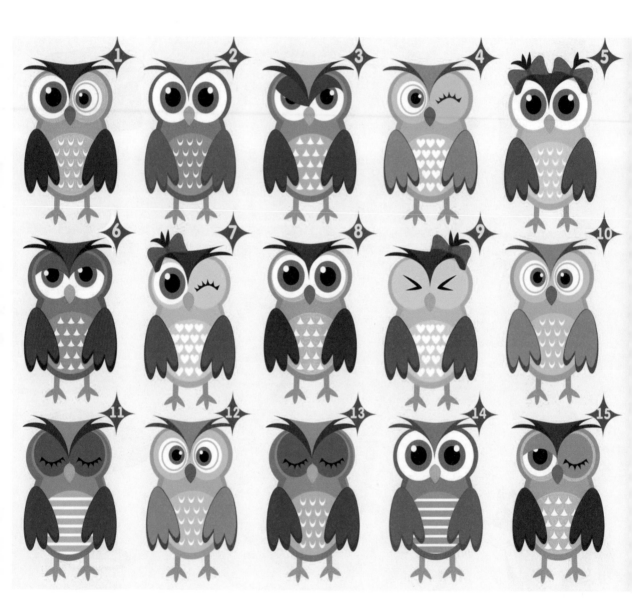

다른 그림 찾기

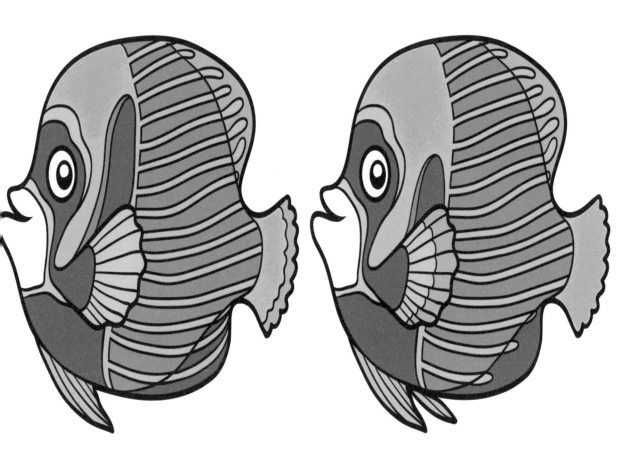

세어 보기

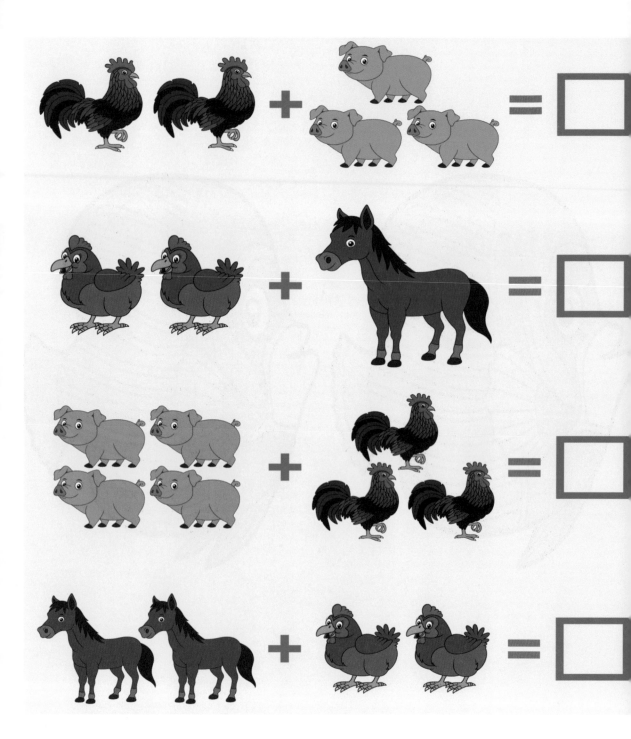

색칠하기

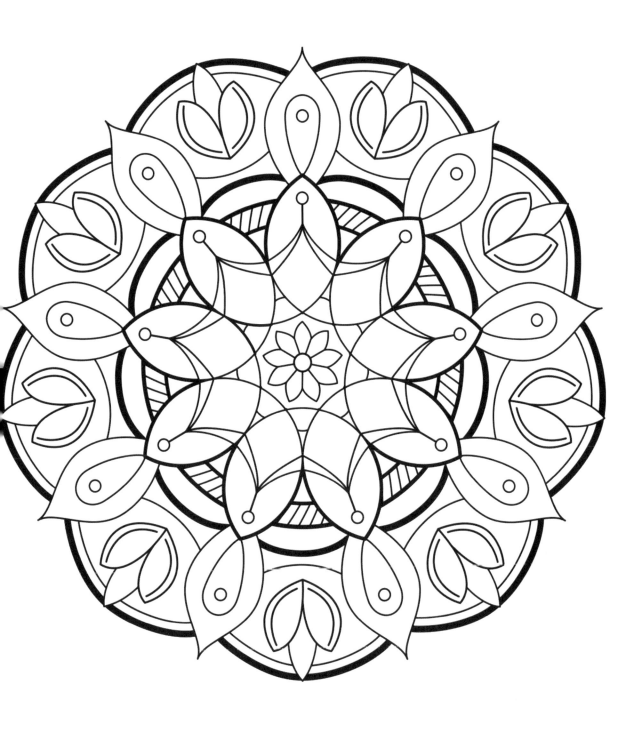

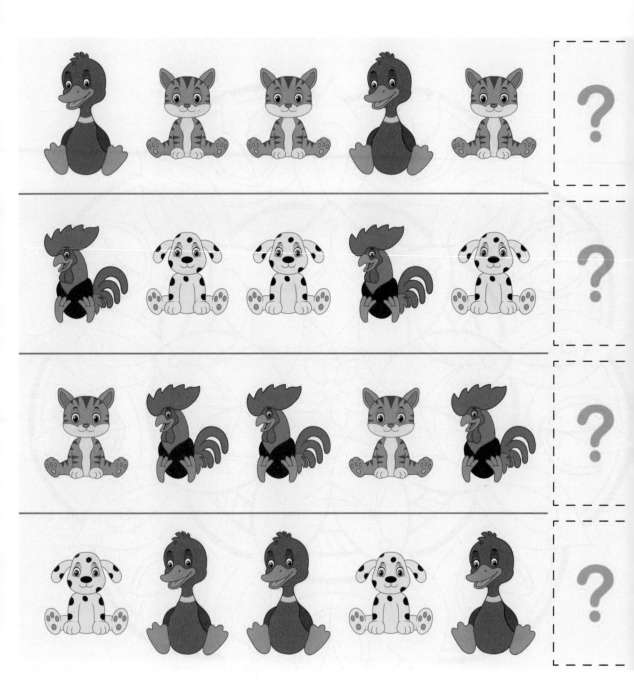

시간은?

☞ 어제는 몇 일인가요?

☞ 내일은 몇 일인가요?

☞ 어제는 무슨 요일인가요?

☞ 내일은 무슨 요일인가요?

☞ 전 달은 몇 월인가요?

☞ 다음 달은 몇 월인가요?

칠교 맞추기

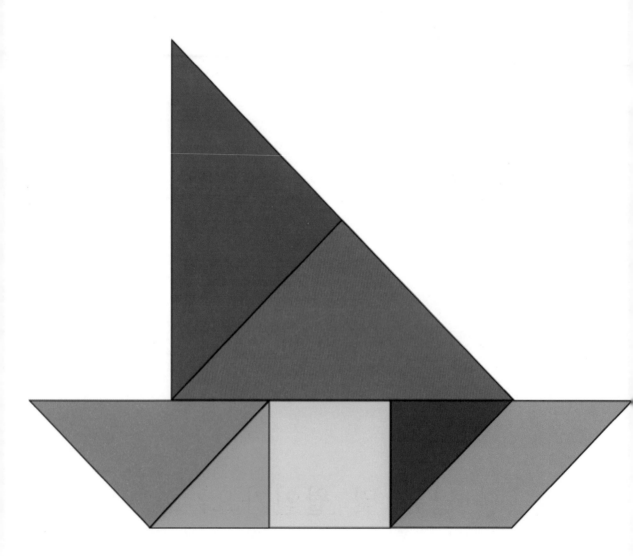

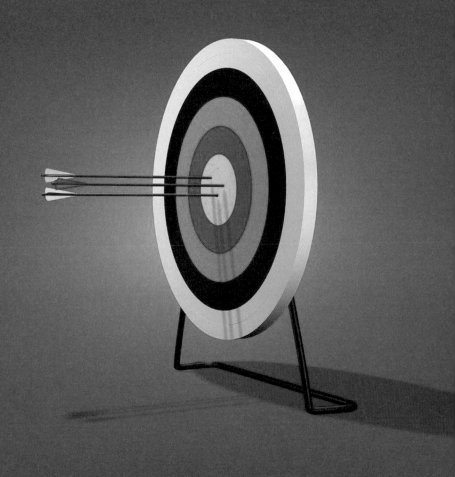

같은 모양 연결하기

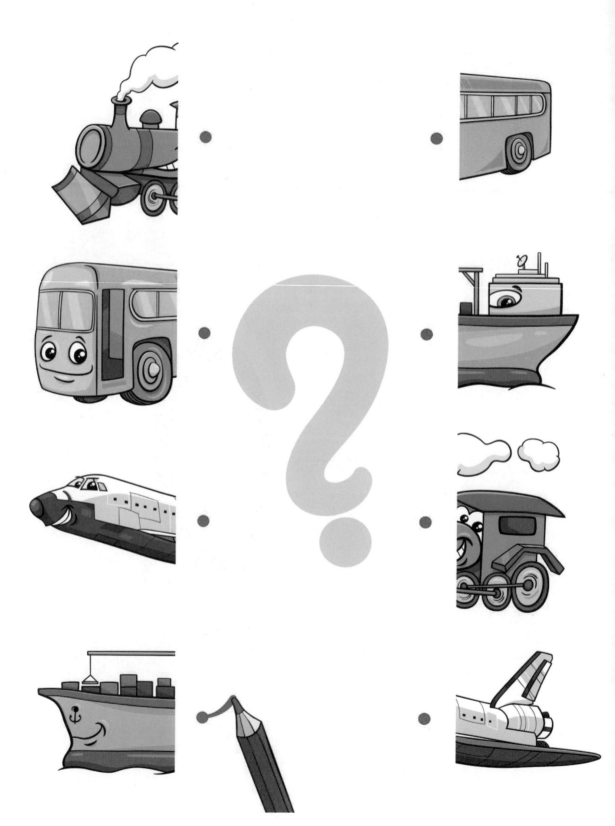

미로 찾기

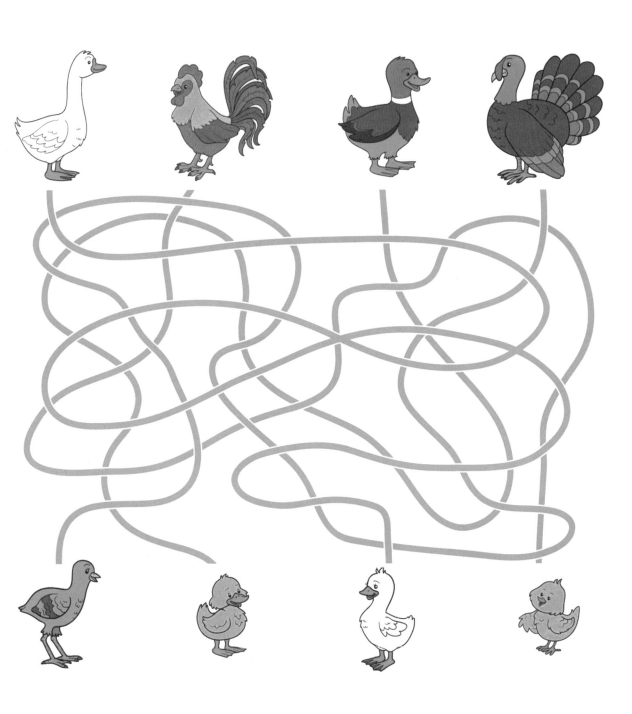

같은 모양 찾기

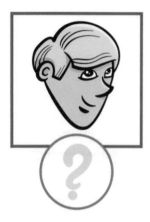 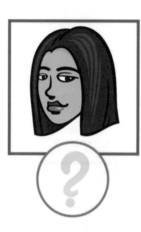 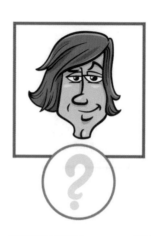 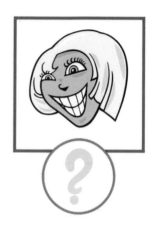

     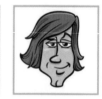

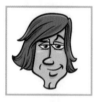 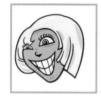 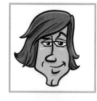 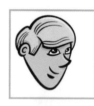 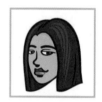

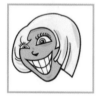   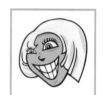

    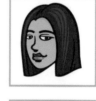

   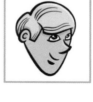 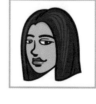

세어 보기

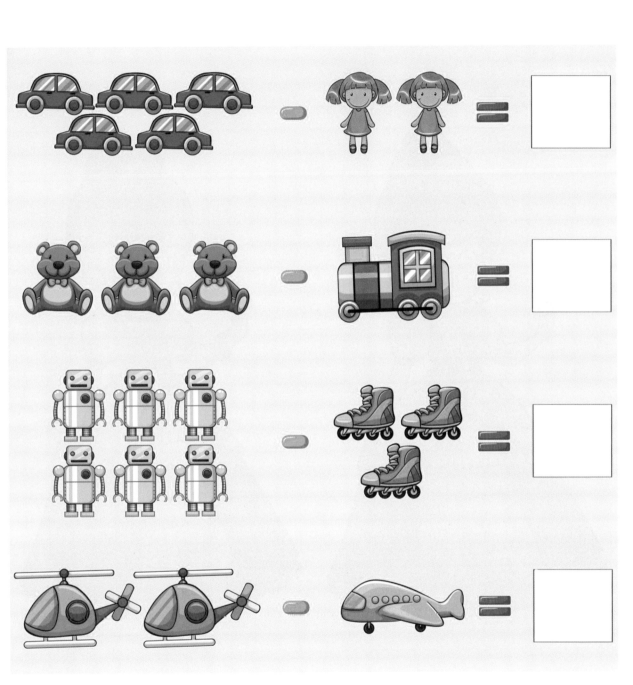

다른 그림 찾기

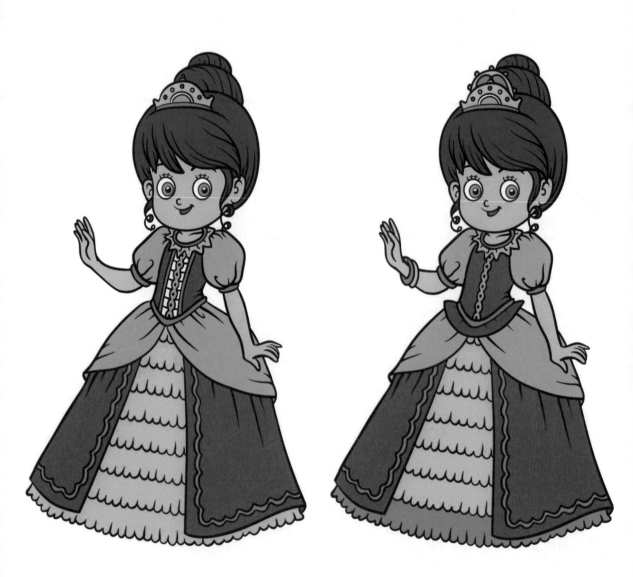

색칠하기

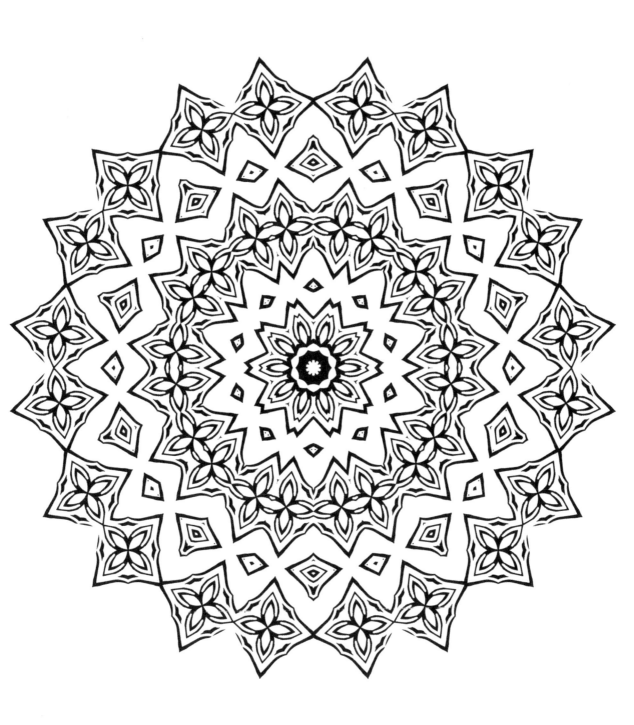

다음에 나올 동물은?

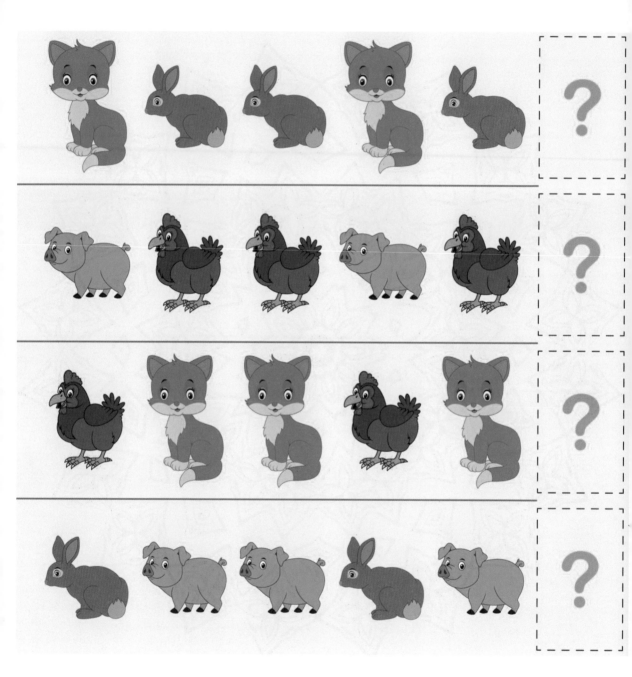

시간은?

지금 시간 표시	여기 온 시간 표시
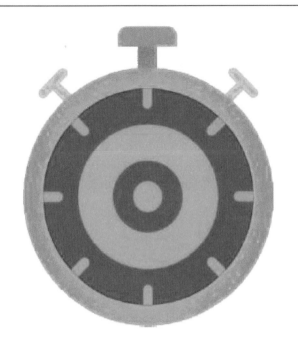	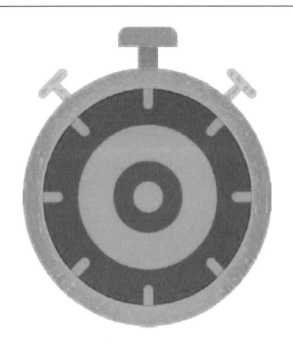
일어난 시간 표시	주무시는 시간 표시
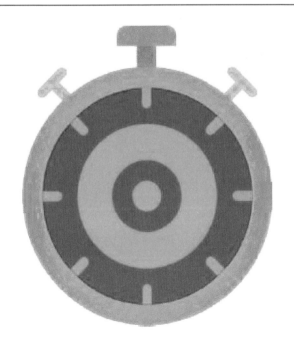	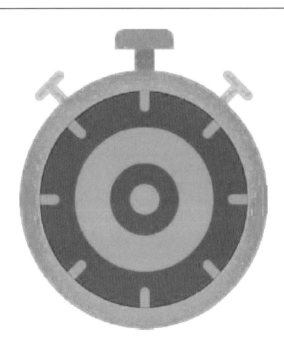

색종이 접기

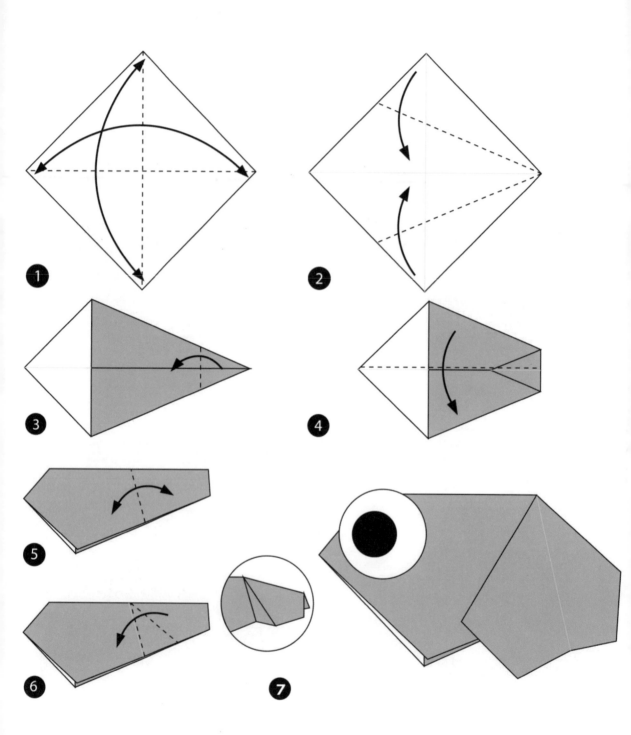

치매예방
뇌훈련 워크북 11주

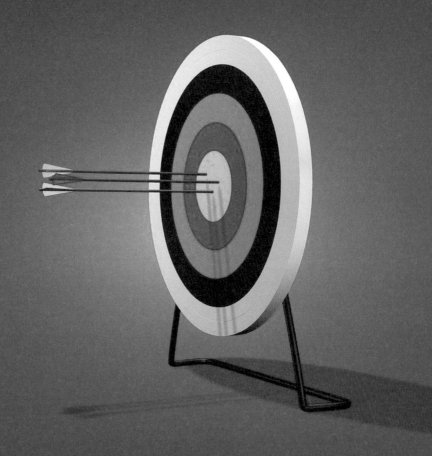

같은 새싹 연결하기

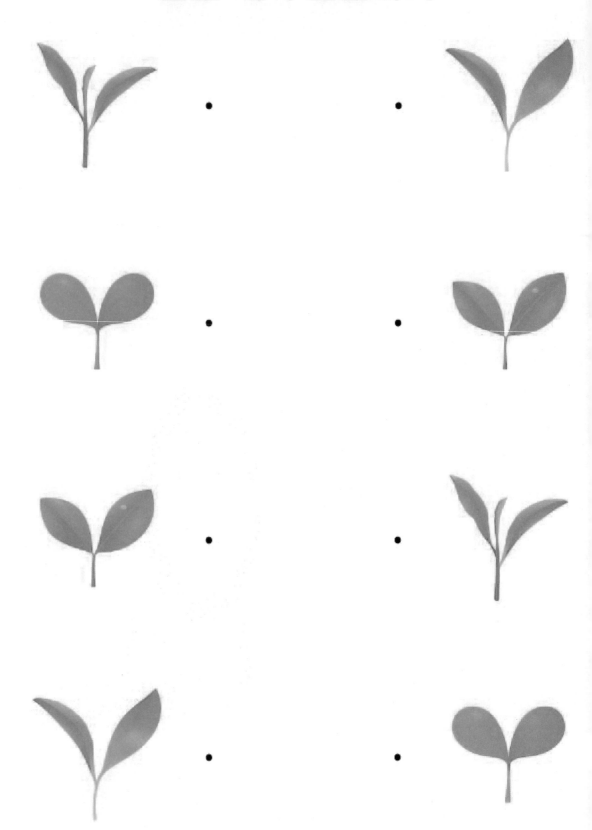

미로 찾기

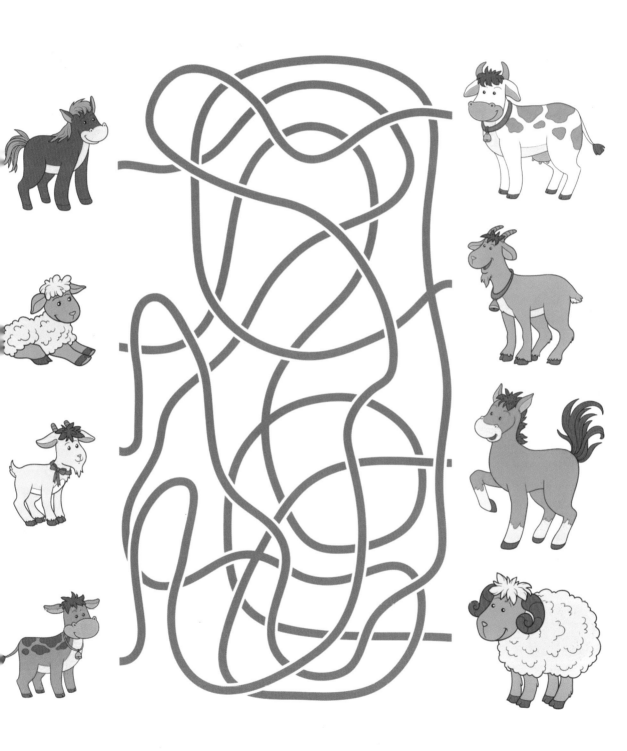

같은 모양 찾기

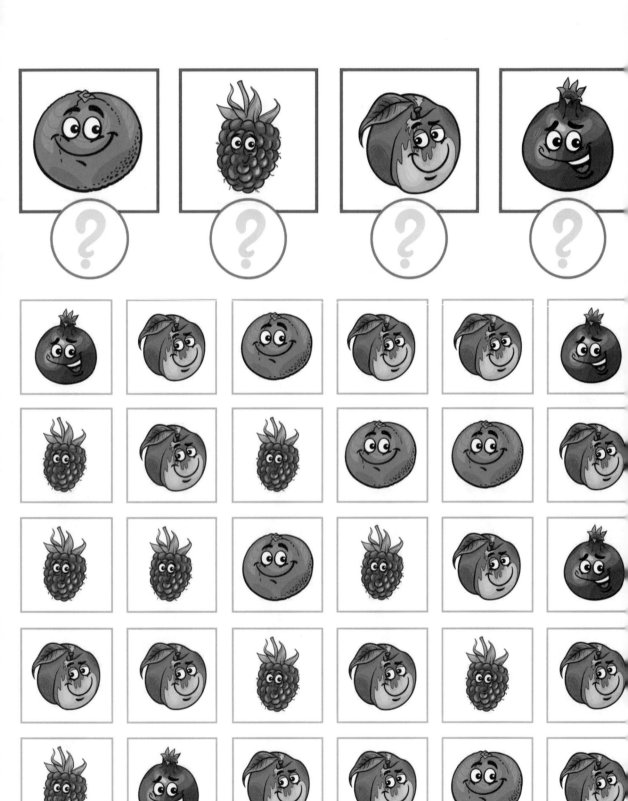

다른 그림 찾기

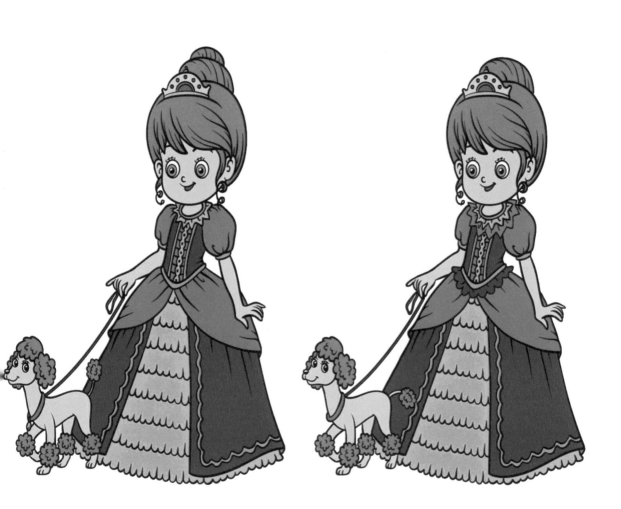

세어 보기

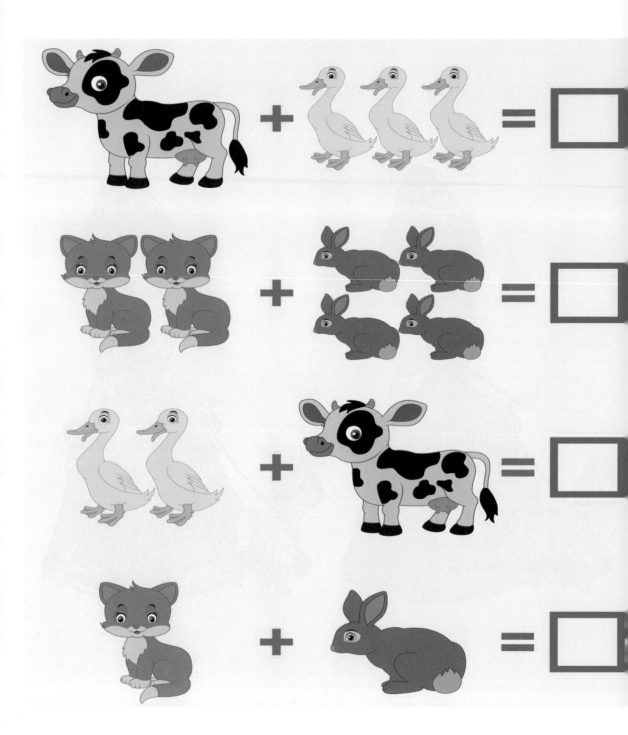

색칠하기

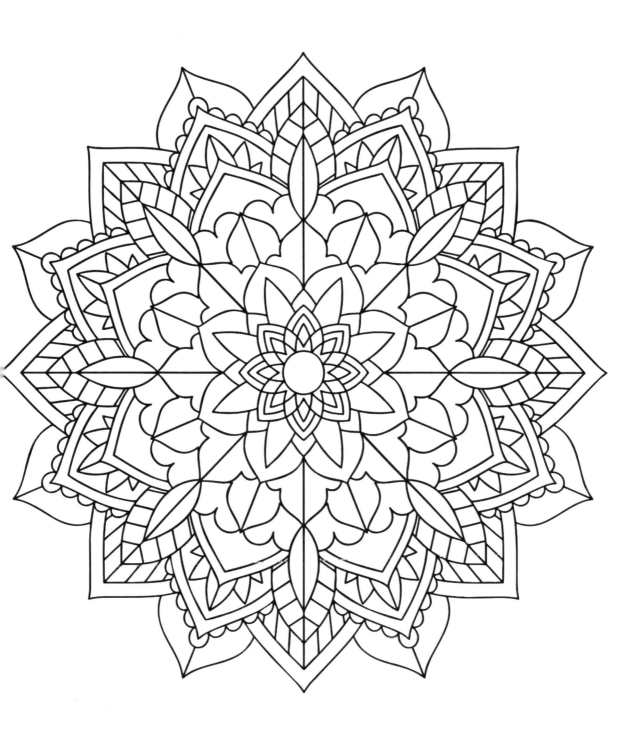

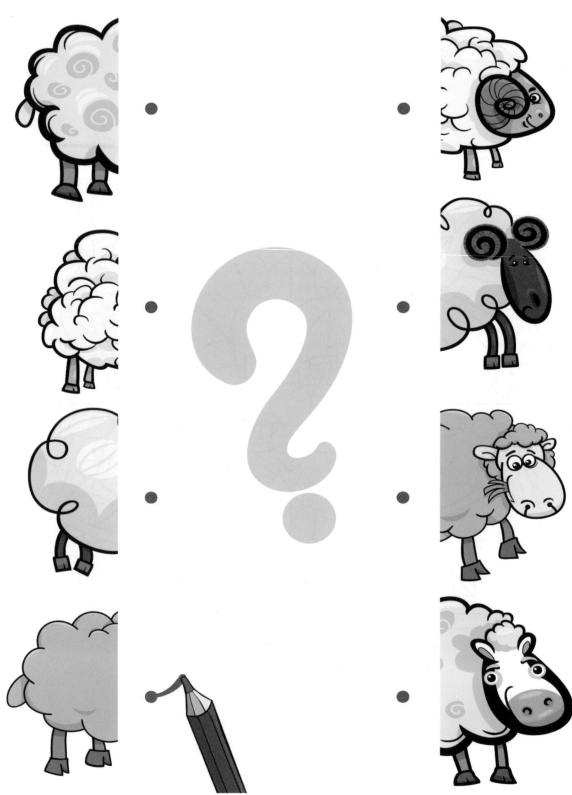

내가 사는 곳은?

👉 내가 있는 곳은 어디인가요?
① 도시   ② 농촌   ③ 어촌   ④ 산촌

👉 내가 있는 곳은 어디인가요?
① 서울특별시   ② 광역시
③ 시   ④ 군

👉 내가 있는 곳의 시·군의 이름은 어떻게 되나요?

👉 내가 있는 곳의 동 이름은 어떻게 되나요?

👉 내가 있는 곳의 건물 이름은 무엇인가요?

👉 나는 지금 몇 층에 있나요?

색종이 접기

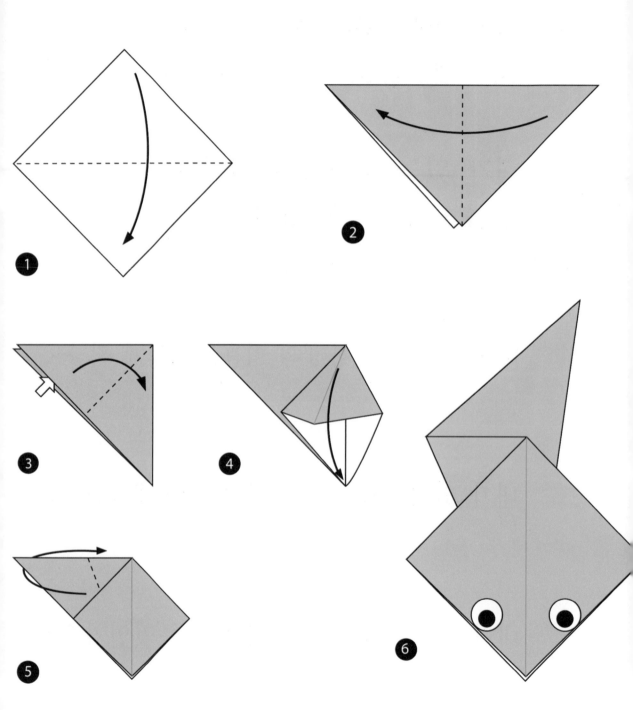

치매예방
뇌훈련 워크북 12주

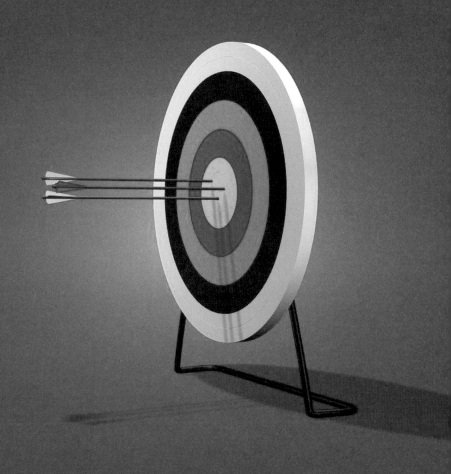

같은 꽃 연결하기

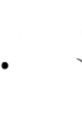

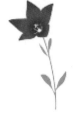

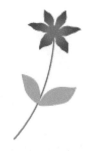

이어 그리기

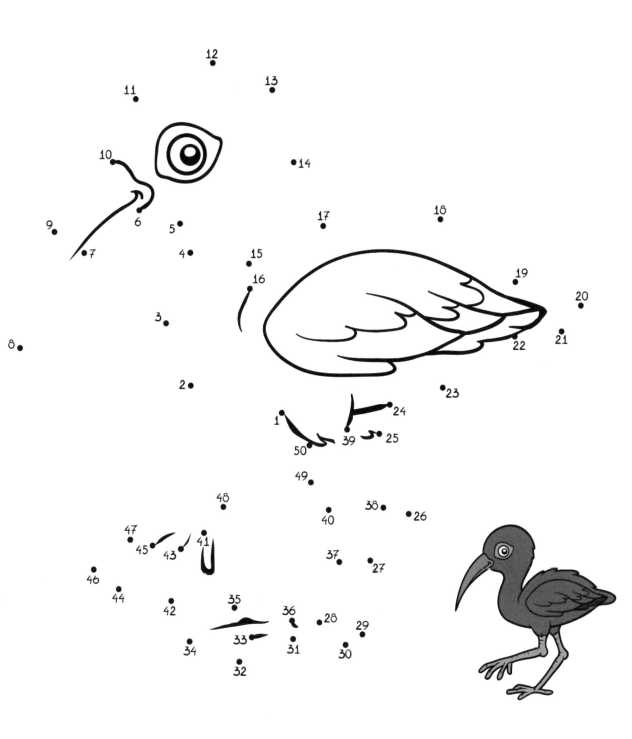

다른 그림 찾기

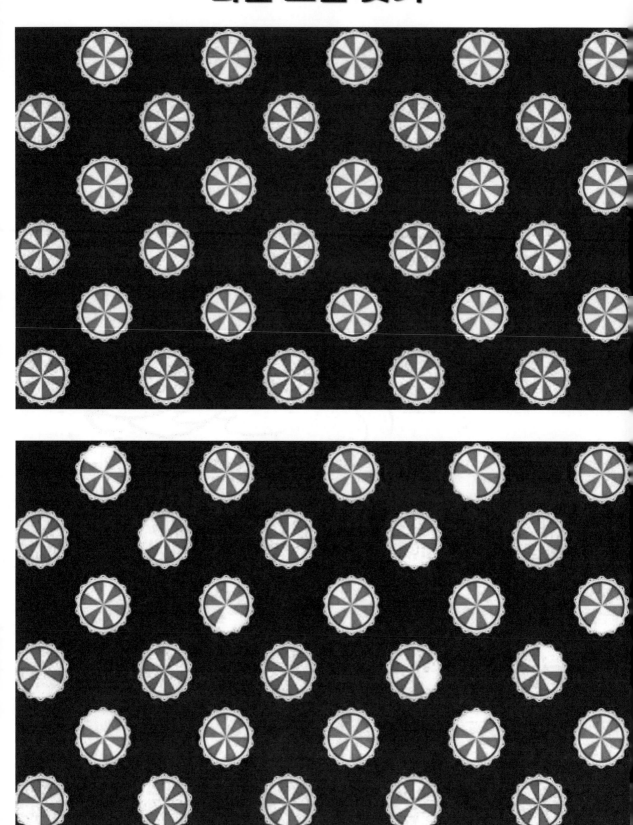

크기 비교하기

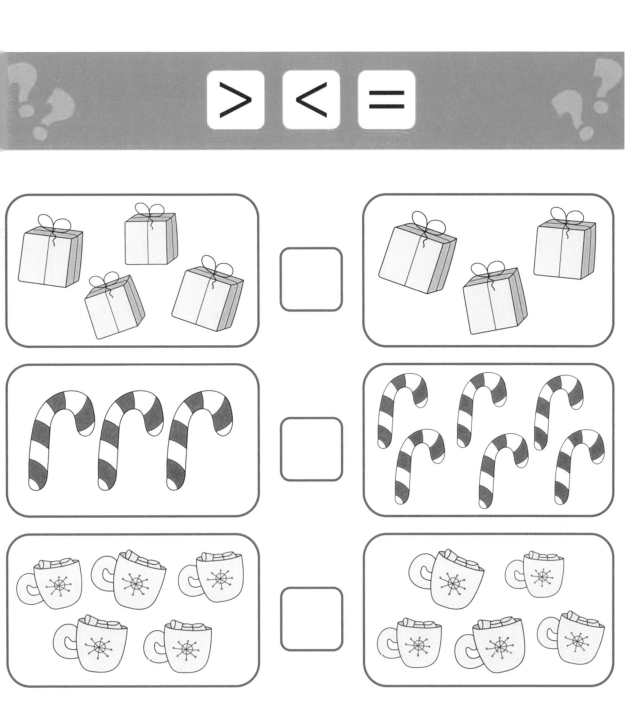

얼마 짜리인가요?

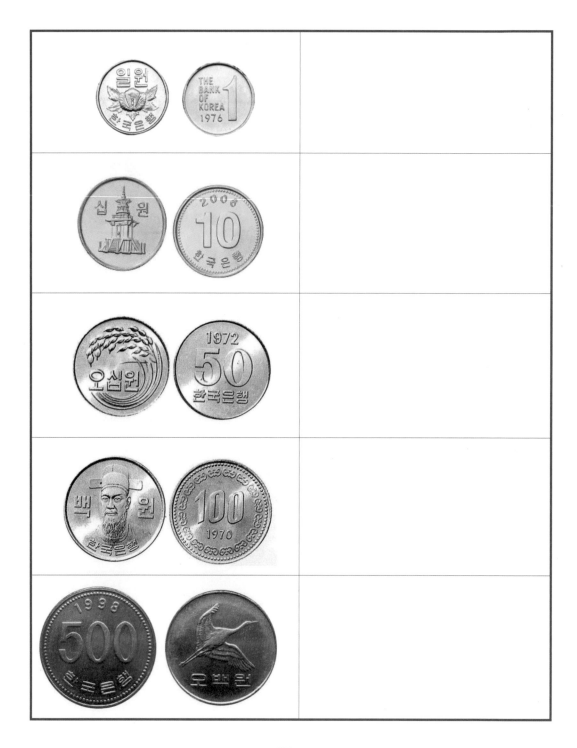

색칠하기

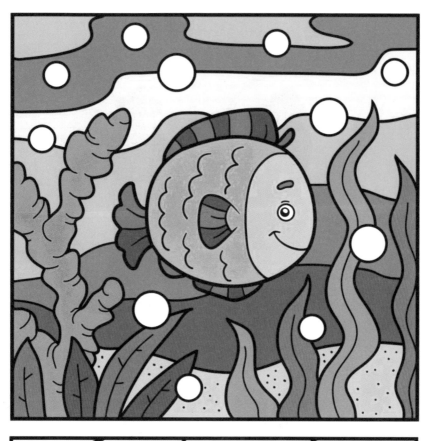

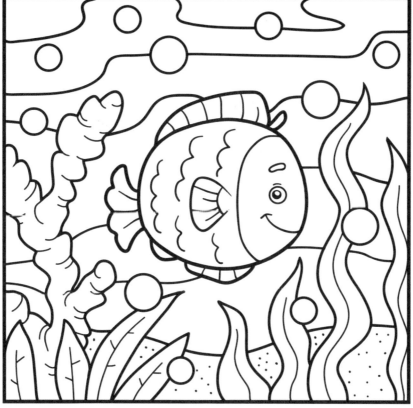

같은 그림자 찾기

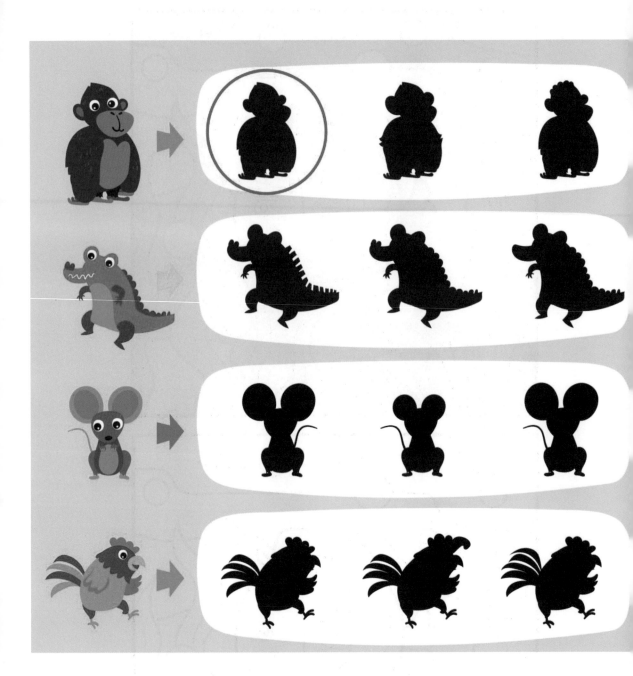

나의 건강은?

👉 어디가 아픈가요?

👉 눈은 어떤가요?

👉 소리는 잘 들리나요?

👉 맛은 잘 느끼나요?

👉 어떤 운동을 하나요?

색종이 접기

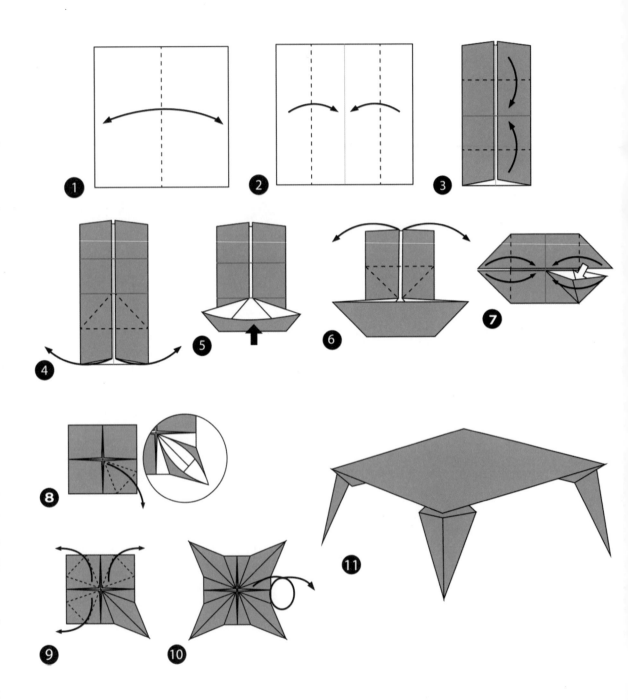

치매예방
뇌훈련 워크북 13주

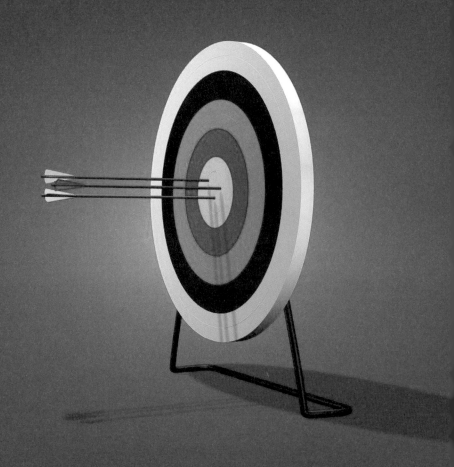

같은 야채 연결하기

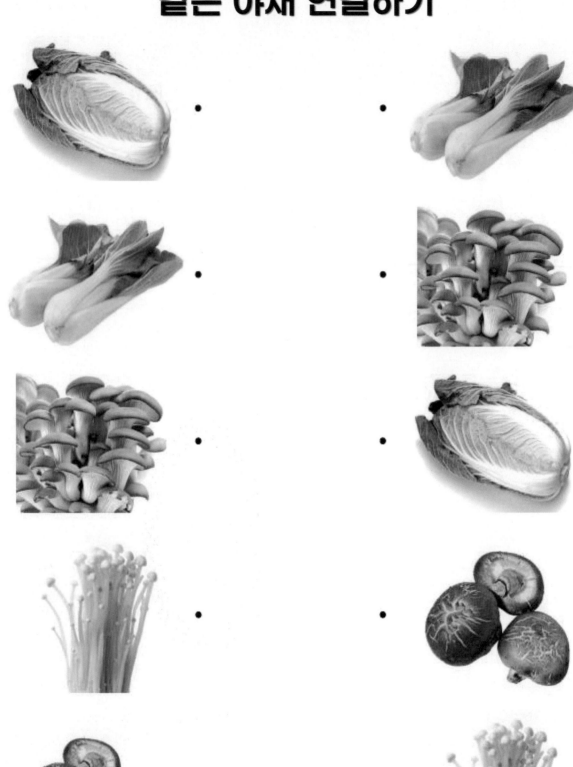

미로 찾기

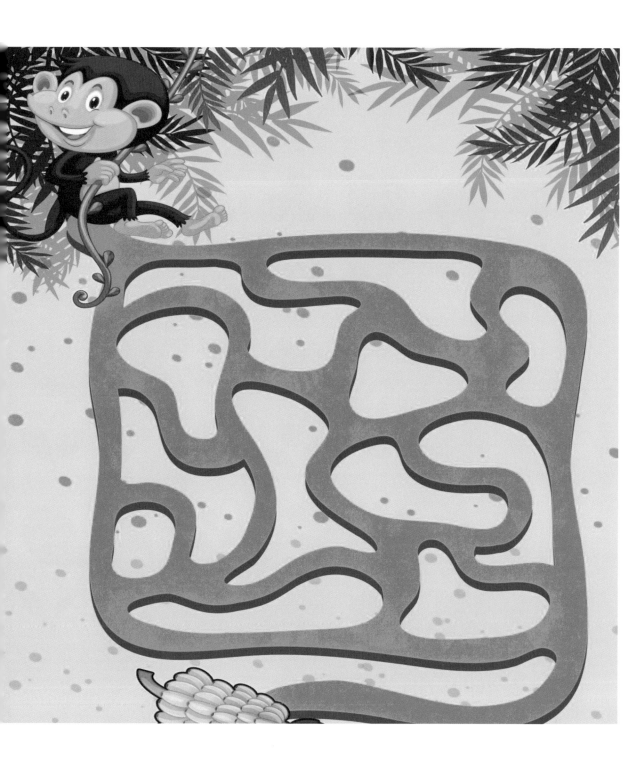

같은 모양 찾기

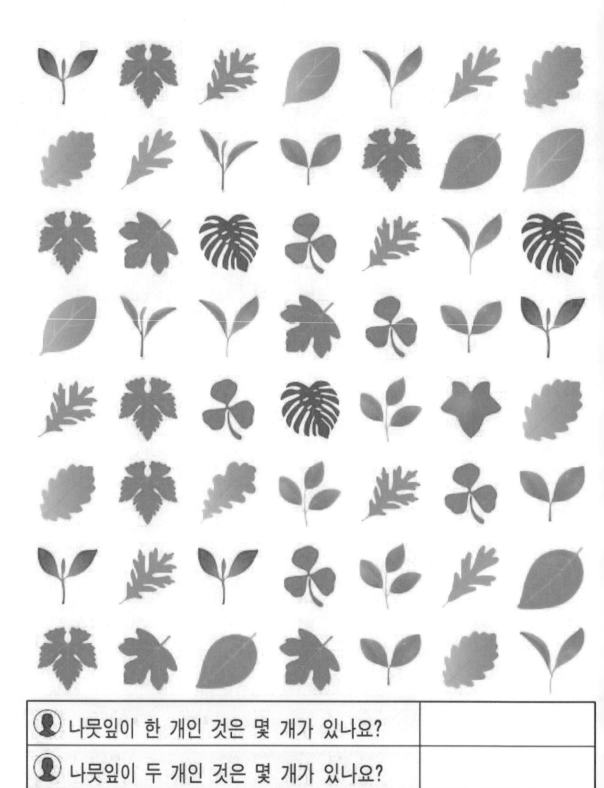

👤 나뭇잎이 한 개인 것은 몇 개가 있나요?	
👤 나뭇잎이 두 개인 것은 몇 개가 있나요?	
👤 나뭇잎이 세 개인 것은 몇 개가 있나요?	

다른 그림 찾기

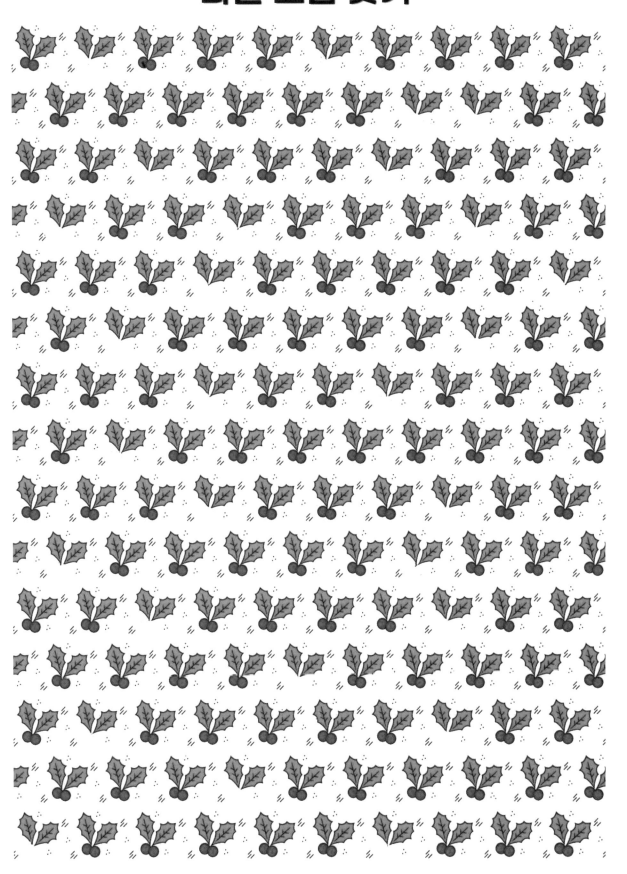

다음에 나올 그림 찾기

　　·　　·　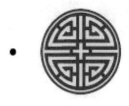

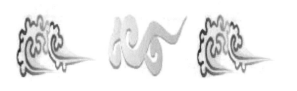　　·　　·　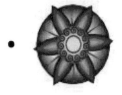

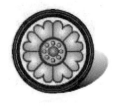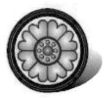　·　　·　

　·　　·　

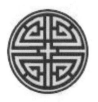　·　　·　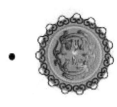

색칠하기

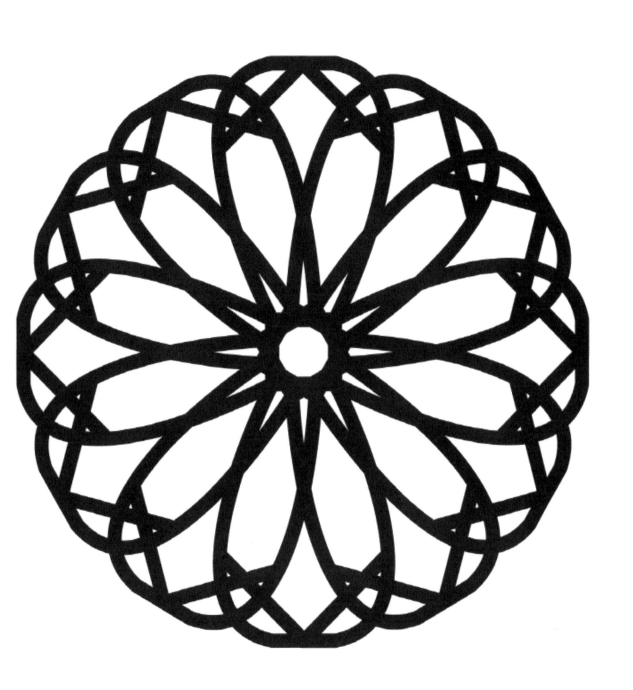

그림 채워 완성하기

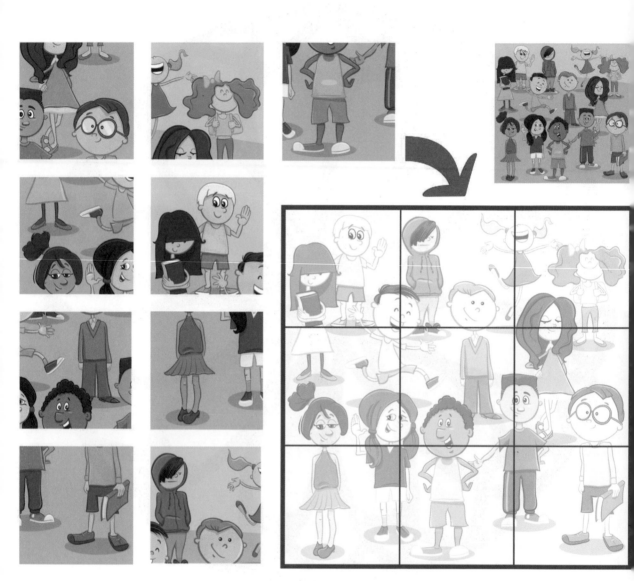

내가 본 TV는?

☞ 가장 최근에 본 TV 프로그램의 이름은 무엇인가요?

☞ 프로그램은 어떤 프로그램이었나요?
① 뉴스　　　　　② 연속극
③ 쇼　　　　　　④ 가요　　　　⑤ 기타

☞ TV는 언제 보았나요?

☞ TV를 얼마나 보았는가요?

☞ TV를 보고 느낀 점은 뭔가요?

색종이 접기

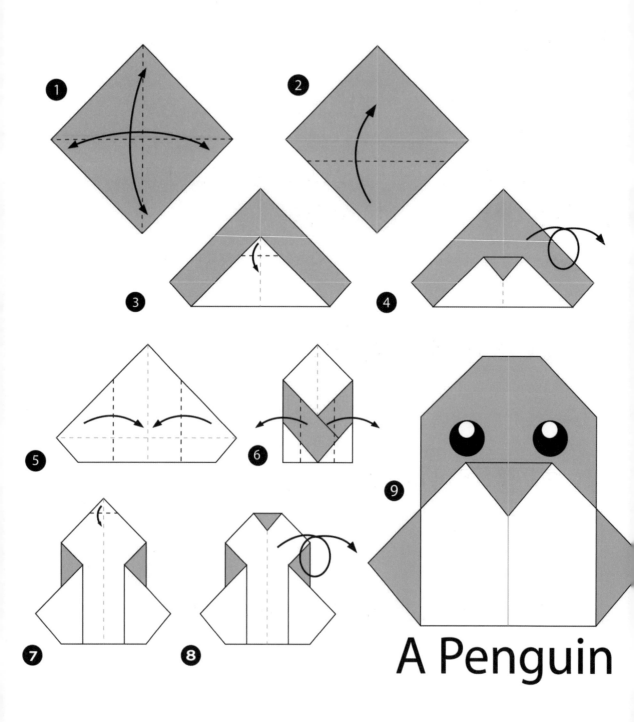

A Penguin

치매예방
뇌훈련 워크북 14주

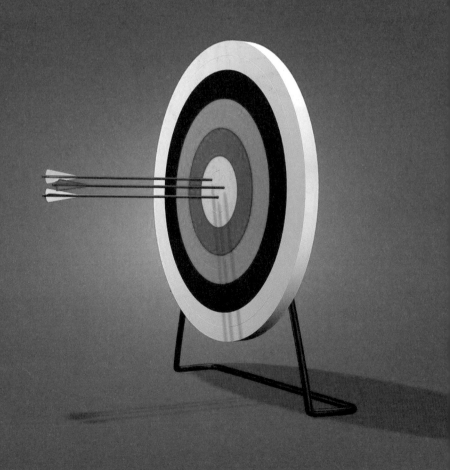

이어 그리기

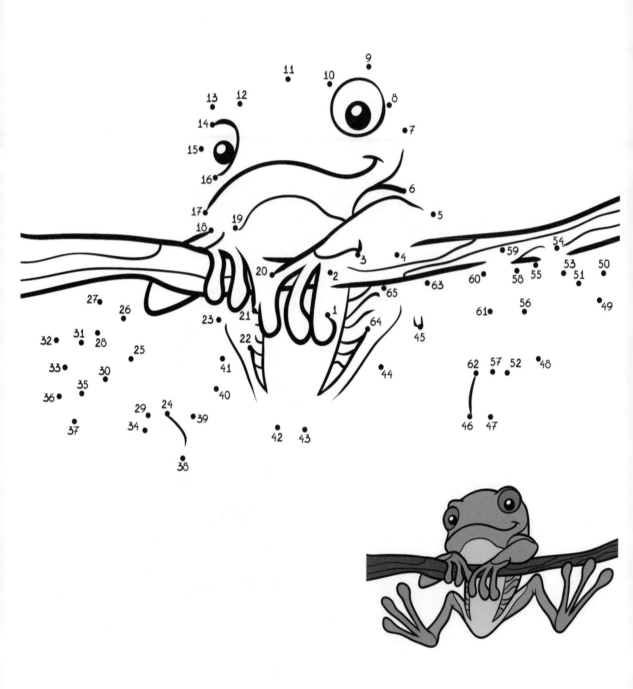

미로 찾기

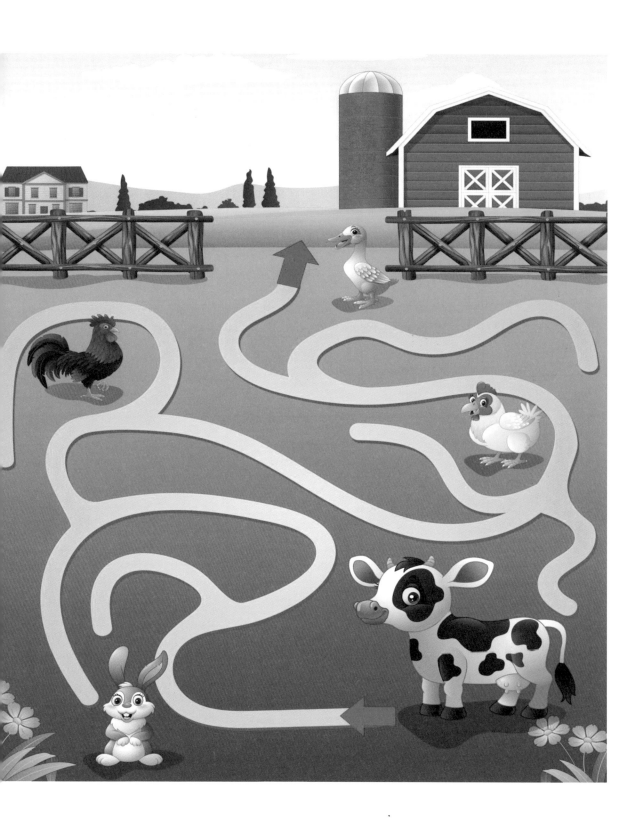

같은 모양 찾기

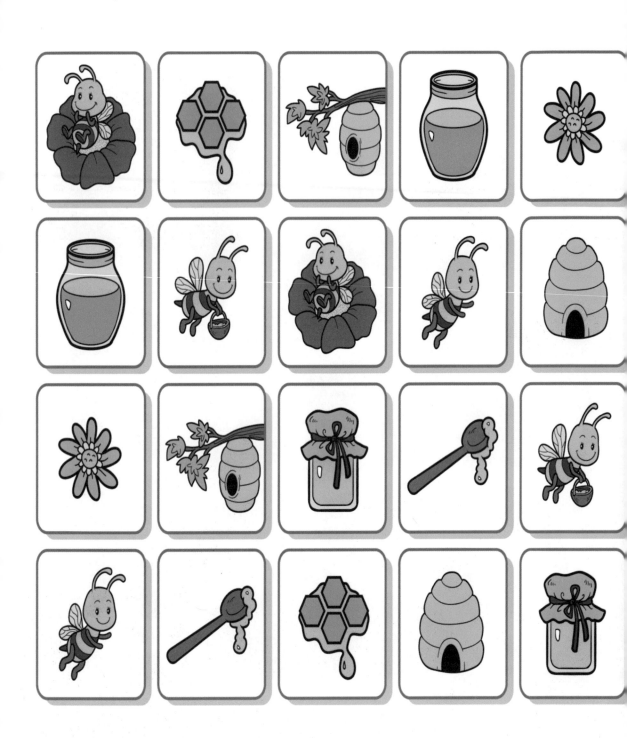

돈 계산하기

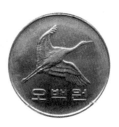

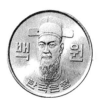

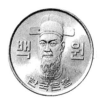

색칠하기

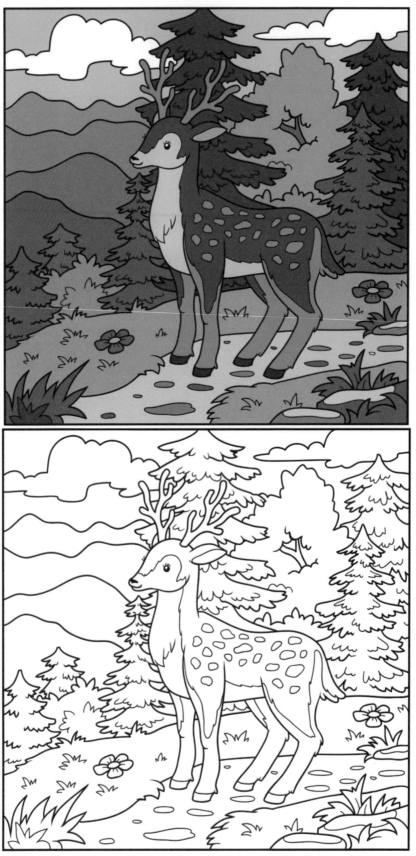

다른 그림 찾기

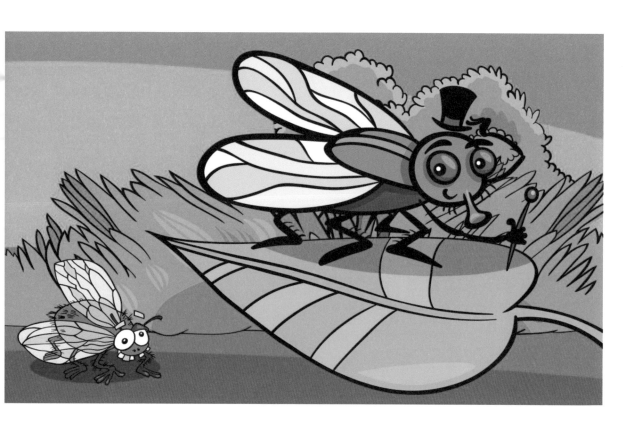

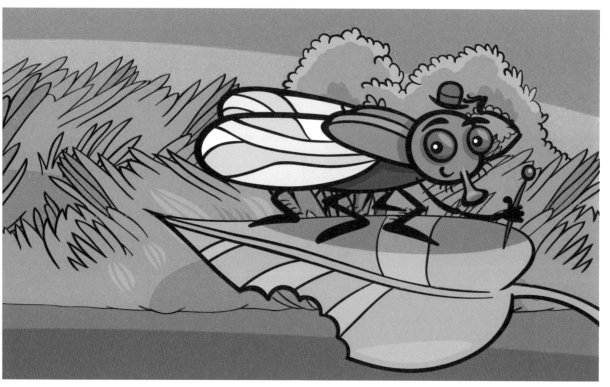

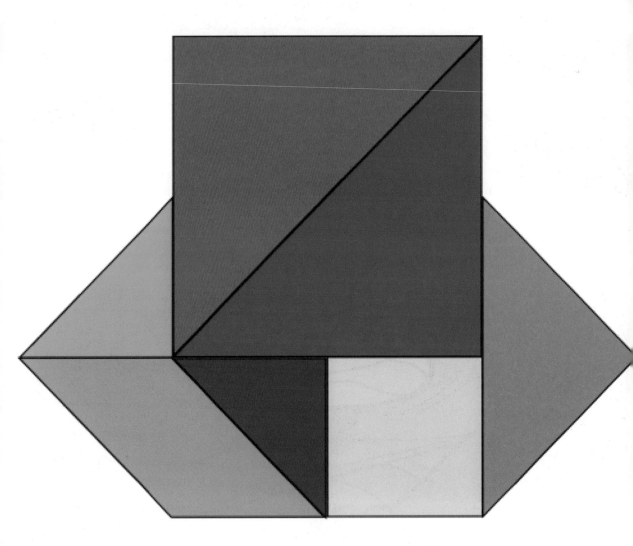

치매예방
뇌훈련 워크북 15주

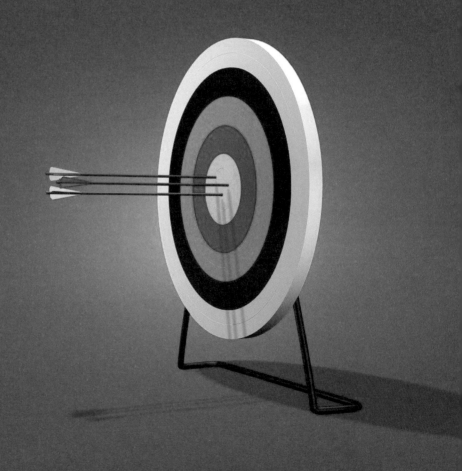

같은 모양 연결하기

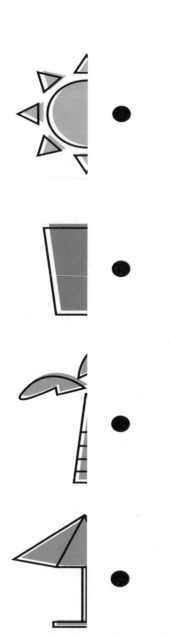

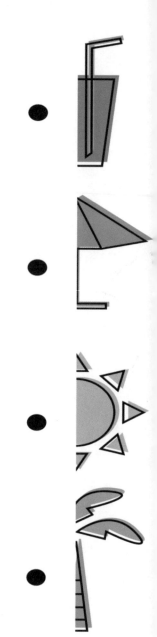

이어 그리기

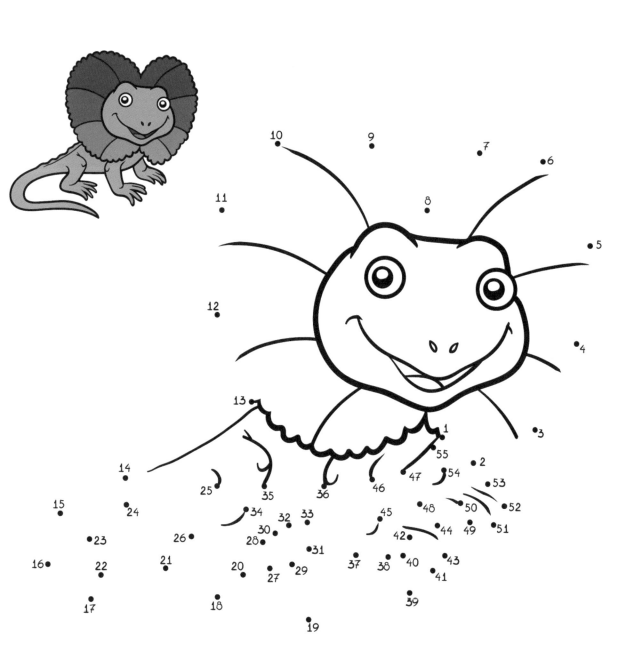

같은 도형 찾기

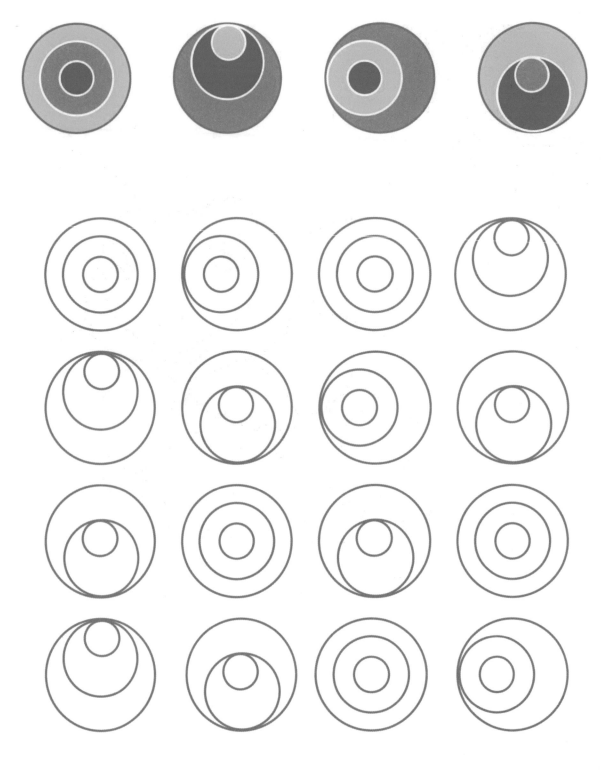

색칠하기

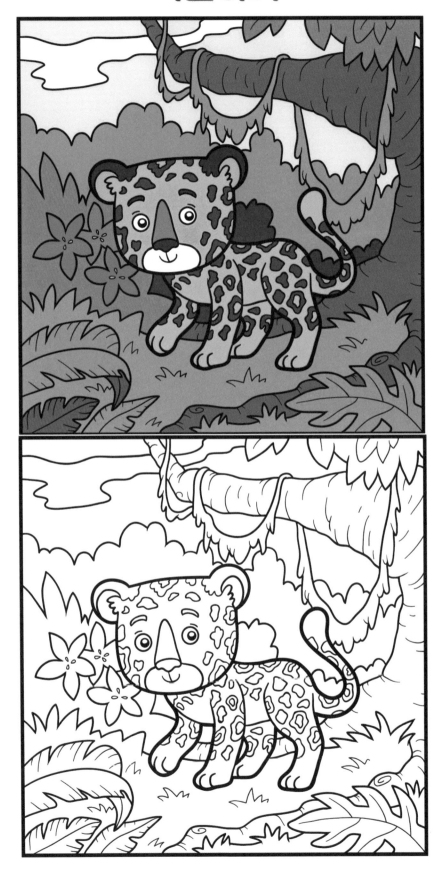

돈 계산하기

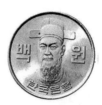
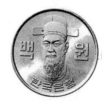
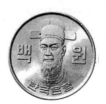

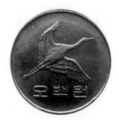

글자 연결하기

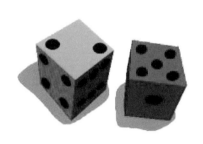   · · 양동이

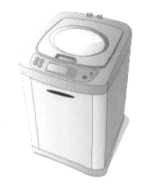   · · 시루떡

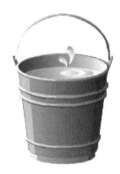   · · 주사위

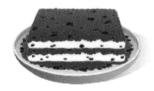   · · 세탁기

색종이 접기

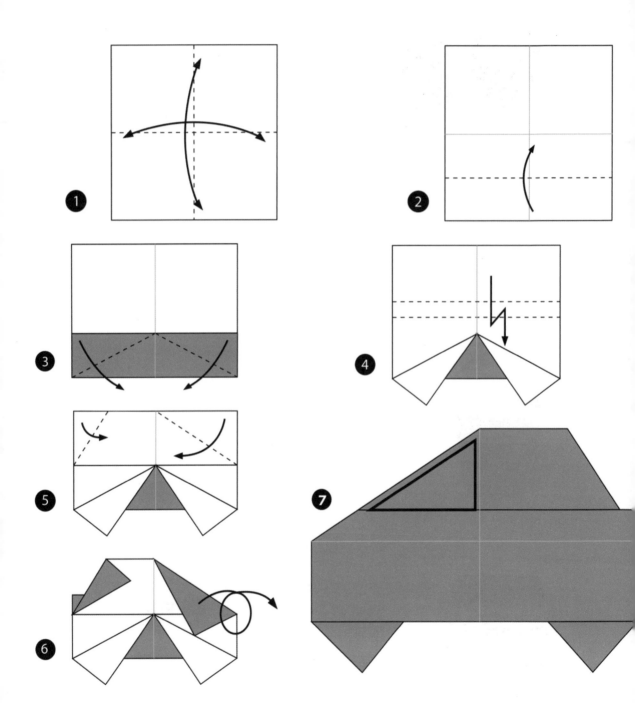

저자 소개

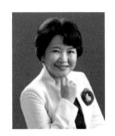

정하윤

 저자 정하윤은 경희대학교 경영학과를 졸업하고, 숭실대학교 교육대학원 HRD 평생교육을 전공하고, 남서울대학교 일반대학원에서 코칭학으로 박사학위를 취득하였다. 현재 마음숲 감성코칭상담센터 대표로서 EDS인재교육협동조합 이사장으로 재직하고 있으며, 동국대학교 평생교육원 교수, 신경대 최고위과정 교수를 역임하였다.
 한국코치협회 인증 KPC, 국제 NLP 마스터코치, 감정코치, 라이프코치, 심리상담사 1급, 만다라 심리분석가, 미술심리상담사로서 KB 손보 인원 코칭 및 사내코치과정 프로그램, 대학생 진로코칭, 광진구 사회공헌 일자리 지원센터 공모 사업 등을 운영하였다. 또한 감성 코칭, 노후설계, 힐링, 인지능력 향상 프로그램을 개발하여 전국적으로 보급하고 있다. 저서로는 「삶의 환희」, 「시벤드」, 「최신 치매 예방을 위한 실버 톡톡 마음 힐링」 등이 있다.

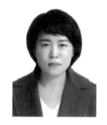

심정자

 저자 심정자는 경기대학교 경영학과를 졸업하고. 남서울대학교 대학원에서 코칭학과 석사와 박사학위를 취득하였다. 현재 GPS감성코칭 수석 강사, EDS 인재교육협동조합 이사, 한국코칭학회 이사, 미르통상(주) 관리부장으로 재직하고 있으며, 한국코칭학회 학술지 코칭연구 편집간사를 역임하였다.
 노인두뇌훈련지도사, 미술심리상담사, 인지행동심리상담사, 진로적성상담사, 한국코치협회 KPC 코치, 한국형에니어그램 진로상담전문 상담사, 전문코치강사(한국코칭학회), 가정폭력 · 성폭력 상담원, 마그마힐링지도자 자격을 가지고 있으며, 중·고·대학생 진로코칭, 전국의 평생교육원과 기업체와 관공서에서 리더십, 소통, 감정코칭에 대한 강의를 하고 있다.

최신 치매 예방을 위한 **실버 톡톡 마음 힐링 워크북**

초판1쇄 인쇄 – 2023년 9월 15일
초판1쇄 발행 – 2023년 9월 15일

저 자: 정하윤·심정자

발행자: 이 영 섭
발행처: 인피니티컨설팅

서울 용산구 한강로2가 용성비즈텔. 1702호
전화 02-794-0982
e-mail – bangkok3@naver.com
등록번호 – 제2022-000003호
9791192362793

ISBN **979-11-93126-14-1**(13510)